Management and Home Care for Children with **Kawasaki Disease**

小儿川崎病
防治与家庭护理

主　编　焦富勇

郭和昌（中国台湾）

孙景辉

副 主 编　杜忠东　谢凯生（中国台湾）

杨晓东　谢利剑　王　垒

孙　新

编　　委（按姓氏笔画排序）

王晓娜　王菊艳　冯迎军

冯建英　成　钧　刘仕成

刘永林　刘沉涛　林　欣

潘承良

学术秘书　严晓华　穆志龙　马　蕾

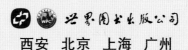

世界图书出版公司

西安　北京　上海　广州

图书在版编目（CIP）数据

小儿川崎病防治与家庭护理 / 焦富勇，郭和昌，孙景辉主编.
—西安：世界图书出版西安有限公司，2021.11
ISBN 978-7-5192-7927-1

Ⅰ.①小… Ⅱ.①焦… ②郭… ③孙… Ⅲ.①小儿疾病—心脏
血管疾病—防治 Ⅳ.① R725.4

中国版本图书馆 CIP 数据核字（2021）第 211754 号

书　　名	**小儿川崎病防治与家庭护理**	
	XIAOER CHUANQIBING FANGZHI YU JIATING HULI	
主　　编	焦富勇　郭和昌（中国台湾）　孙景辉	
责任编辑	杨　菲	
装帧设计	新纪元文化传播	
出版发行	**世界图书出版西安有限公司**	
地　　址	西安市锦业路 1 号都市之门 C 座	
邮　　编	710065	
电　　话	029-87214941　029-87233647（市场营销部）	
	029-87234767（总编室）	
网　　址	http://www.wpcxa.com	
邮　　箱	xast@wpcxa.com	
经　　销	新华书店	
印　　刷	陕西金和印务有限公司	
开　　本	787mm×1092mm　1/16	
印　　张	7.25	
字　　数	110 千字	
版次印次	2021 年 11 月第 1 版　2021 年 11 月第 1 次印刷	
国际书号	ISBN 978-7-5192-7927-1	
定　　价	68.00 元	

医学投稿　xastyx@163.com　‖ 029-87279745　029-87279675
☆如有印装错误，请寄回本公司更换☆

刘仕成　吉林大学第一医院

刘永林　神木市医院

刘沉涛　中南大学湘雅医院

林　欣　吉林大学第一医院

潘承良　吉林大学白求恩医学部临床医学院

主编助理

严晓华　陕西省人民医院

穆志龙　陕西省人民医院

马　蕾　陕西省人民医院

主编简介

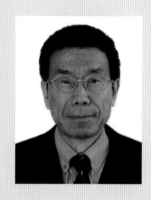

焦富勇

  陕西省人民医院儿童病院名誉院长，主任医师。任陕西省儿童健康促进会会长，上海合作组织医院合作联盟国际医学交流中心负责人及"一带一路"儿科联盟筹备人，陕西省国际医学交流促进会副会长，郑州大学附属儿童医院特聘专家，陕西省儿内科诊疗研究中心及陕西省川崎病诊疗中心负责人，亚太地区儿科过敏及哮喘诊疗协作网负责人。擅长儿科疑难杂症及感染的诊治。1992 年享受国务院政府特殊津贴。

  现任英国 *Clinical Pediatrics* 杂志主编。在美国、英国、意大利等 10 多个国家发表文章 10 余篇。出版《儿科急症手册》《儿科常见病诊疗》《川崎病》等 6 部专著。发起和举办 2016 年第五届全球儿科儿保 CIP 共识大会。获陕西省科技进步二等奖 2 项。应邀先后出访美国、英国、意大利等国 20 余次。发起召开欧亚儿科高峰论坛（2019 年西安）。

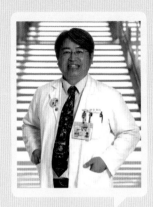

郭和昌

阳明大学医学士，长庚大学临床医学博士，高雄长庚医院儿科学教授，长庚大学医学院教授、博士生导师，中国台湾唯一川崎病中心主任，美国过敏气喘免疫学院国际院士（FAAAAI），欧洲过敏气喘及临床免疫学院会士（EAACI）。

任 *Frontiers in Pediatrics, BMC Pediatrics, Frontiers in Immunology* 等杂志主编。

在川崎病特色医疗方面贡献突出：发明全球首创分子诊断方式协助早日诊断（微小核糖核酸）；精准治疗川崎病成功治疗率高；川崎病合并冠状动脉瘤成功治疗经验超过 30 例；已完成 1000 余例免疫球蛋白治疗；治疗成功率高达 92%；0 死亡率；随访追踪经验超过 3000 例；出版川崎病专著 3 本；在国际医学期刊发表川崎病研究文章 110 篇。

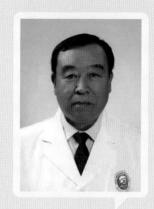

孙景辉

　　二级教授，主任医师，博士生导师。曾任吉林省儿科研究所所长，吉林大学儿科学及第一医院儿科教研室主任，白求恩医学部留学生英语教学主任，儿科党总支书记，小儿心血管科主任。现任吉林大学医学部教学督导。

　　任全国小儿心血管学组 14~16 届委员。任国家科技进步奖和重点学科评审专家，中华医学科技奖评审委员，教育部学位中心评审委员，中华医学会医疗鉴定专家库成员。任中国医师协会儿科分会儿童晕厥专业委员会顾问，中华医学会儿科学分会心血管学组功能性心血管病协作组副组长，中国医师协会全科（普儿）委员会委员。任《吉林大学学报》医学版、《临床儿科杂志》等 10 余种杂志编委及审稿专家。

　　培养硕士、博士研究生 59 人。承担国家"十二五"重点课题及省部级课题 20 多项。发表论文 430 余篇，其中 SCI 收录文章 30 篇。出版专著 10 余部。获省市科技进步奖及吉林大学医疗成果奖 10 余项。获第八届中国儿科终身成就医师奖、吉林省医德标兵及长春市科技标兵称号。

郑重声明

由于医学是不断更新并拓展的领域，因此相关实践操作、治疗方法及药物都有可能会改变，希望读者可审查书中提及的器械制造商所提供的信息资料及相关手术的适应证和禁忌证。作者、编辑、出版者或经销商不对书中的错误或疏漏以及应用其中信息产生的任何后果负责，关于出版物的内容不作任何明确或暗示的保证。作者、编辑、出版者和经销商不就由本出版物所造成的人身或财产损害承担任何责任。

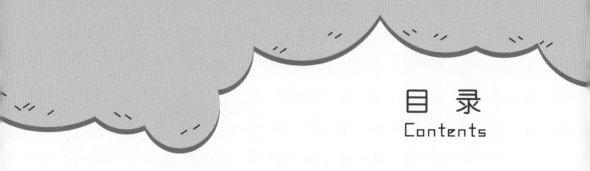

目 录
Contents

第 1 章

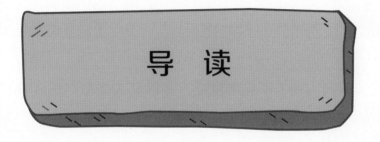

导 读

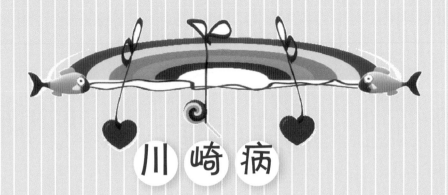

川崎病

川崎病（Kawasaki Disease，KD）又名黏膜皮肤淋巴结综合征（mucocutaneous lymph node syndrome，MCLS），是由日本川崎富作医生于 1967 年首次报道，并以其名字命名的疾病。川崎病的病因不明，但与感染及免疫等因素有关。为了便于记忆，总结此病的特征为"五个 5"：5 天发热；5 岁以下最多；5 月份多发；5 级冠状动脉病变；5 项临床表现。

宝宝发热、"兔子眼"，小心川崎病！！！

孩子发热 **5** 天以上，可能是你未听说过的

川崎病！！！

川崎病大事记

- 1967 年日本川崎富作医生报告首例川崎病患儿。

- 1974 年川崎富作医生进一步整理了 50 例川崎病患儿的临床资料并发表文章。

- 1983 年日本开始使用免疫球蛋白治疗川崎病，大大降低了川崎病心血管后遗症的发病率。

- 1991 年美国发现一次大剂量免疫球蛋白治疗川崎病效果最佳。

- 2012 年中国台湾与日本研究团队同时发现 *BLK* 与 *CD40* 为川崎病致病基因。

- 2012 年日本发现川崎病应用免疫球蛋白联合类固醇治疗可显著降低冠状动脉扩张发病率。

- 2020 年新冠肺炎引发类川崎病（MIS-C）。

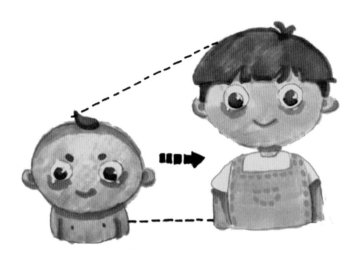

川崎病多发于 6 个月至 5 岁的小儿

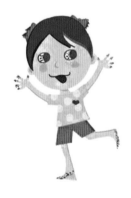

· 发热 5~14 天，体温 >39℃

· "草莓舌"，唇发红，皲裂

· 颈部淋巴结肿大

· 球结膜充血

· 四肢末端红肿、发硬、蜕皮

· 前胸及后背出现红斑

· 嗜睡，易怒

· 心血管并发症

川崎病的主要表现

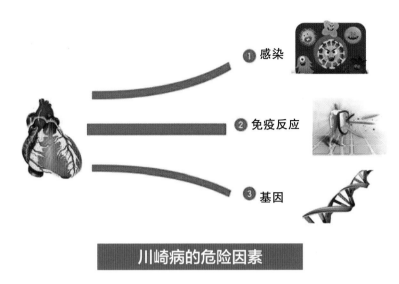

1 感染

2 免疫反应

3 基因

川崎病的危险因素

发热 5 天竟导致心脏冠状动脉疾病
——川崎病患儿收治记录

看到这个标题，相信绝大多数的家长都会心生疑惑：以前只知道发热时孩子会出现咳嗽、气喘、呕吐、肚子痛、抽搐、头痛等症状，却不知道发热 5 天还能导致孩子发生心脏病？

是的，发热 5 天确实有可能造成孩子患上后天性的心脏病！这种情况出现在孩子患上川崎病时。

5

川崎病好发于小儿，很危险，尤其是对于 5 岁以下的小朋友，其所造成的心血管影响很有可能持续终生，因此家长有必要好好了解这个后天性心脏病的元凶。

虽然家长无法自行诊断和治疗川崎病，但当孩子发热超过 5 天时，可以一再提醒自己或孩子的主诊医生是否与川崎病有关。"感冒之中有川崎，莫把川崎当感冒。"

因为：**心中要有川崎病，才能诊断川崎病！** 才能不错过孩子的黄金治疗时机！

希望下面的川崎病小儿收治记录对家长们知晓川崎病有所帮助。

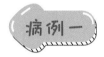

病例一

男，6 岁，持续发热 9 天。起初发热时最高体温达 39.5℃，家长带孩子去当地诊所就诊，在口服中药汤剂及数次推拿按摩治

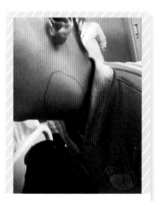

双侧颈部淋巴结肿大

疗后，体温峰值有所下降但体温仍反复升高；第 5 天再次出现高热，且于当天出现口唇发红、干裂，家长继续带患儿于诊所治疗；第 6 天仍发热，并出现手指末端及肛周蜕皮现象，家长并未在意；第 8、9 天以上症状更加明显，仍有发热；第 10 天才就诊于陕西省人民医院。入院时查体除以上所见外，可触及双侧颈部淋巴结肿大。

入院后主管医生很快进行输血前相关检查，无异常后立即给予免疫球蛋白（2g/kg 体重）一次大剂量静脉滴注；入院第 2 天患儿仍有发热，并于当天做心脏超声检查，结果显示：左侧冠状动脉扩张（即已出现了心脏病变），当日加用口服阿司匹林及双嘧达莫进行治疗；入院第 3 天之后患儿未再发热，且症状逐日减轻、病情好转；至出院时，只有轻微的口唇干裂，无其他异常表现，复查心脏超声检查显示冠状动脉扩张较前有所好转，另外，主管医生还制订了详尽的复诊随访方案及出院后药物的用法用量。

如果小伟的父母在孩子发热 5 天左右时能想到川崎病，并带孩子到医院及时接受正规、准确的治疗，就有可能避免心脏病变的发生。

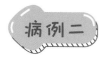

女，12 岁，半个月前发热、咳嗽，自服感冒药后体温降至正常。5 天后于睡眠中出现胸部憋闷、气促、口干、大汗，未治。病后第 6 天出现发作性憋气、胸痛。最后经心电图、心脏超声等

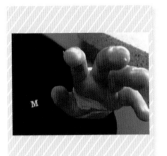

手指蜕皮颈淋巴结肿痛，
最后诊断川崎病

检查确诊为川崎病。超声等相关检查提示为川崎病所致冠状动脉炎，冠状动脉瘤形成，急性前壁、高侧壁心肌梗死。住院14天后转院准备行冠状动脉旁路移植术。

病例三

男，10岁，发热10余天伴寒战、头痛、呕吐。精神萎靡，表情淡漠，无欲外貌，反应低下，全身乏力，双下肢无力。心率缓慢（50~70次/分），白细胞计数（2.8×10⁹/L）减少。心肌酶升高。乳酸脱氢酶（1319U/L）、谷丙转氨酶、谷草转氨酶升高，红细胞沉降率78mm/h，C反应蛋白（CRP）45mg/L。肺炎支原体抗体滴度1∶80，血清铁蛋白浓度第1次检测为3180ng/mL，第2次检测为3700ng/mL。人类疱疹（EB）病毒衣壳抗原IgG阳性。先后在当地医院、省市级医院行腰穿脑脊液、骨髓穿刺等检查。怀疑布鲁氏菌病、伤寒、EB病毒感染、嗜血细胞综合征、坏死性淋巴结炎等疾病。最后经静脉滴注免疫球蛋白治疗后再未发热,持续 10 多天的发热,终于在一剂免疫球蛋白治疗后终止。 血清铁蛋白浓度降至正常。病程 20 多天后患儿双手指出现膜状蜕皮。最后临床表现及检验结果全部正常,1 个月后患儿正常上学。此患儿的临床症状及体征扑朔迷离,静脉输注一剂免疫球蛋白后再无发热才使诊断明了。因此川崎病是儿童发热性疾病中医生最容易误诊的疾病。

通过以上 3 例病例,我们可以总结出川崎病的 3 点注意事项。

第一,川崎病是一种容易被误诊和漏诊的发热性、出疹性疾病,其临床表现不一,扑朔迷离,特别是不完全川崎病,更容易被误诊为其他疾病而耽误治疗,从而导致冠状动脉损害。

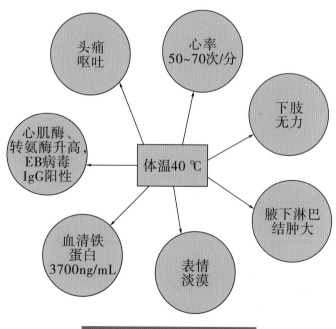

本例患儿的主要表现

　　第二，感冒之中有川崎，莫把川崎当感冒。当孩子发热并伴有皮疹，治疗 3~5 天没有效果，特别是伴有烦躁不安、皮疹时隐时现、C-反应蛋白浓度及血小板计数升高时，要警惕不完全川崎病。

　　第三，需要鉴别的常见疾病包括感冒、猩红热、幼儿急疹、风疹、渗出性多形性红斑、EB 病毒感染、药物等过敏性反应以及其他罕见疾病。

第2章

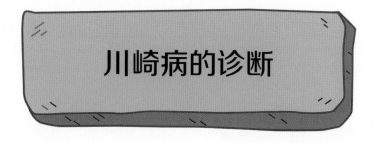

川崎病的诊断

第一节　川崎病的典型临床表现

一嘴二眼三淋巴，四肢（指趾）硬肿五皮疹

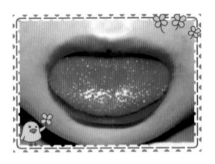

唇部及口腔表现：唇部充血皲裂，口腔黏膜弥漫充血，舌乳头突起、充血，呈草莓舌。

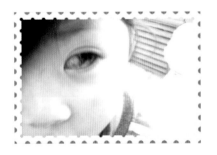

眼部表现：双侧球结膜充血，起病3~4天出现，无脓性分泌物，退热后消散。

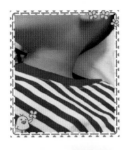

颈部淋巴结：单侧或双侧肿大，直径大于1.5cm，坚硬有触痛，但表面不红，无化脓。病初出现，退热时消散。

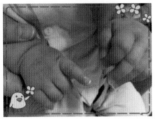

四肢异常：急性期手足指、趾端皮肤硬性水肿和掌跖红斑；恢复期指、趾端甲下和皮肤交界处出现膜状蜕皮，指、趾甲有横沟，重者指、趾甲亦可脱落。

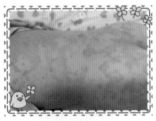

皮肤表现：多形性皮疹和猩红热样皮疹，常在第1周出现；肛周皮肤发红、蜕皮。

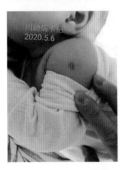

卡瘢：接种卡介苗处皮肤发红或结痂。

发热 ≥ 5 天　+　至少 4 个典型临床表现

↓ 排除其他疾病

川崎病

第二节　不完全川崎病的临床表现

通俗理解，不完全川崎病就是有川崎病的相关表现，但是没有完全达到川崎病发热 ≥ 5 天 + 典型临床表现中至少 4 项。

不完全川崎病因其不典型，临床表现各一，常容易误诊或漏诊而导致冠状动脉病变及冠状动脉瘤（CAA），因其临床症状不完全符合川崎病的诊断标准，故命名为不完全川崎病。甚至有病例报告患儿可无发热症状但是出现冠状动脉病变。

近年不完全川崎病报道较多，成为临床关注的热点和难点。

不完全川崎病的诊断依据是：超过 5 天的持续高热，且符合前述典型临床表现中的 4 项或以下，联合冠状动脉病变。

第三节　川崎病临床表现图谱

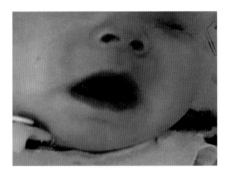

口唇皲裂

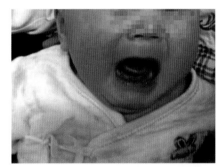

口唇皲裂

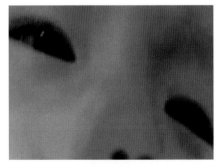

结膜充血

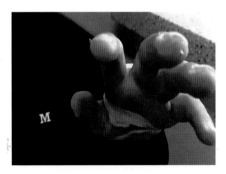

手指蜕皮

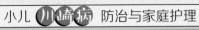
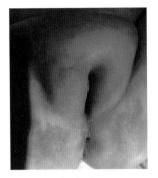

肛周皮肤发红

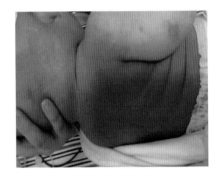

猩红热样皮疹

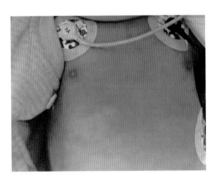

多形性红斑

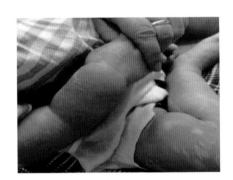

多形性红斑

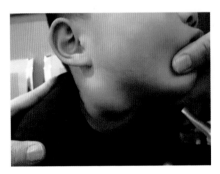

颈部淋巴结肿大

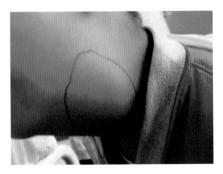

颈部淋巴结肿大

第 3 章

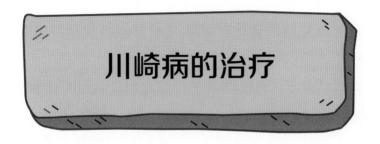

川崎病的治疗

第一节
川崎病患儿的药物治疗

目前最重要的药物治疗方法是静脉滴注免疫球蛋白与口服阿司匹林。

研究结果表明，急性期给予口服高剂量阿司匹林和静脉滴注免疫球蛋白，相对于仅单独给予阿司匹林，冠状动脉瘤的发病率

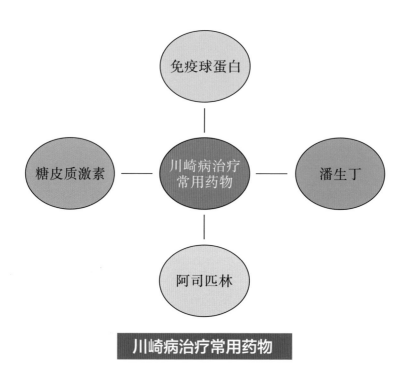

川崎病治疗常用药物

从 15%~20% 降至 5%。恢复期给予口服低剂量的阿司匹林，以抑制血小板的凝集。患儿若无冠状动脉病变，持续以小剂量阿司匹林治疗 6~8 周即可停药；若有冠状动脉病变则需长期服用阿司匹林，直至冠状动脉恢复正常为止。

但并不是每例川崎病患儿的治疗方案都一样，治疗方案依疾病所处的病程不同而不同。在治疗期间，心脏超声检查的追踪是非常重要的，它有助于了解患儿心脏血管的功能和变化。

1. 免疫球蛋白

急性期给予静脉滴注免疫球蛋白（IVIG），能减少冠状动脉病变的发生，是十分确定且全世界公认的治疗方法。免疫球蛋白具有抗全身炎症反应的作用，能有效缩短发热持续时间，减轻全身性炎症反应及广泛性的冠状动脉损伤。治疗以大剂量静脉滴注免疫球蛋白为主，一般应在病程第 5~10 天应用。太早或太晚给予免疫球蛋白治疗，疗效均不佳。

美国心脏病协会（AHA）指出，川崎病急性期患儿均需应用免疫球蛋白；日本川崎病研究人员认为，免疫球蛋白疗法适应证为冠状动脉瘤高危患者，多采用原田计分法：①白细胞计数 >12 × 10^9/L；②血小板计数 <350 × 10^9/L；③ C 反应蛋白强阳性（>4.0mg/dL）；④血细胞比容 <0.35；⑤血浆白蛋白 <35g/L；⑥年龄 ≤ 12 个月；⑦性别为男性。以上各项在患儿发病 7 天内计分，每项为 1 分，计分达 4 分以上即可输注免疫球蛋白。

2. 阿司匹林

阿司匹林作用机制：①抑制环氧化酶减少前列腺素的生成；

②在血小板内可阻断产生血栓素 A2。

早期口服阿司匹林可控制急性炎症过程，减轻冠状动脉病变程度。急性期阿司匹林服用剂量为 30~50mg/（kg·d），每天 2~3 次。

3. 皮质激素

皮质类固醇是治疗血管炎的一种药物，也用于一些特定的川崎病。皮质类固醇自 1984 年开始用于川崎病治疗，较免疫球蛋白用于治疗川崎病更早。早期研究认为，一开始就用类固醇治疗川崎病会有不良影响，但也有一些研究认为是有益处的。目前，类固醇在川崎病的治疗中不作为首选药物。

2012 年日本的大规模研究发现，下列 7 项高危因子，若有超过 5 项者，建议合并使用类固醇治疗至少 2 周：

（1）血中钙离子浓度 <133mmol/L；

（2）发病 4 天内即确定诊断；

（3）肝功能指标值上升：AST>100U/L；

（4）中性粒细胞比例 >80%；

（5）血小板计数 <300 × 10^9/L；

（6）C 反应蛋白浓度 >100mg/L；

（7）年龄 <12 个月。

由于川崎病是一种全身性血管炎性疾病，类固醇又是最常用于治疗血管炎性疾病的药物之一，从免疫学的观点来看，类固醇应该是有效的治疗药物。在使用免疫球蛋白之后再用类固醇，可能会发挥最佳治疗效果，或在高危人群的急性期作为免疫球蛋白的辅助治疗，能够有效降低血管炎的损害。

第二节 川崎病不同阶段治疗特点

一、急性期治疗

急性期治疗是川崎病的主要治疗方法，诊断明确后，早期静脉滴注免疫球蛋白加口服阿司匹林可降低川崎病冠状动脉瘤的发病率，所以必须强调在发病后 10 天之内用药。

（1）口服肠溶阿司匹林 30~50mg/（kg·d），每天分 3~4 次口服，退热后调整为 3~5mg/（kg·d）。

（2）一次大剂量免疫球蛋白静脉滴注于病程 10 天内（多主张 7 天内）完成，目前国际上多主张 2g/kg 体重单次应用，在 12 小时内完成。如果一瓶免疫球蛋白的剂量有 3g，以 12kg 体重的患儿为例，约要注射 8 瓶免疫球蛋白，这些剂量必须在 12 小时内完成注射。

（3）激素使用仅限于应用 2 次或以上免疫球蛋白静脉滴注仍持续发热的患儿。

二、恢复期治疗

1. 抗凝治疗

根据病情及恢复状况，应用阿司匹林、潘生丁、华法林等抗凝药物进行治疗。

2. 溶栓治疗

已有梗死及血栓形成时，采用静脉或导管经皮穿刺冠状动脉内给药，促使冠状动脉再通，心肌再灌注。常用静脉溶栓药物为尿激酶、链激酶。

3. 冠状动脉成形术

应用气囊导管对狭窄的冠状动脉进行扩张。

4. 外科治疗

由于冠状动脉病变仍是川崎病最严重的后遗症，尤其是冠状动脉瘤的产生，可能对孩子一生造成影响，因此家长们不得不慎重！对于高危患儿，必须尽早给予第二次免疫球蛋白或其他辅助性药物治疗，以降低冠状动脉瘤的发病率。所以对于免疫球蛋白治疗失败的高危人群，在二次免疫球蛋白之外辅以激素治疗 2 周，可以大大降低冠状动脉病变的发病概率，这是另一种好武器！

三、需要重复使用大剂量免疫球蛋白的情况

易发生冠状动脉瘤的危险因素（在静脉滴注免疫球蛋白后，

血红蛋白浓度<10mg/dL

中性粒细胞升高>75%

白蛋白浓度<2.5mg/dL

二次使用免疫球蛋白的指标

如果出现以下情况，发生冠状动脉瘤的概率将升高）：①持续高热；②血浆 IgG 降低；③ IgA 升高；④血红蛋白降低。

所以临床医生在采用标准的高剂量免疫球蛋白治疗川崎病患儿后，若患儿仍持续高热超过 48 小时，就应该考虑第二次静脉滴注大剂量免疫球蛋白。

第三节
川崎病的其他治疗方法

（1）川崎病患儿如果合并明显的冠状动脉瘤（>8mm），可联合使用华法林。美国食品药品监督管理局（FDA）于 2007 年提出警告：服用华法林的患者应该避免食用蔓越莓汁或服用含有蔓越莓成分的产品，因为这样会增加出血的风险。

（2）类固醇冲击疗法最受重视。有些研究报告指出类固醇冲击疗法（30mg/kg，3 天）对于静脉滴注免疫球蛋白治疗失败的川崎病患儿具有明显效果。

（3）环孢素、血小板糖蛋白Ⅱb/Ⅲa 受体抑制剂、静脉注射氨甲蝶呤（MTX）、血浆置换术等都有或多或少的疗效。

（4）有巨大冠状动脉瘤（>8mm）者，使用抗血小板药物的治疗效果是有限的。甚至如果仅给予抗血小板药物治疗，可能促使其巨大冠状动脉瘤在几年之内造成阻塞。对于此类患者应考虑加用其他疗法，例如放置冠状动脉支架或外科手术等侵入性疗法。

（5）近年来分子生物制剂的发展，各种不同的目标生物制剂调控着不同的免疫机制，但因为川崎病引发的免疫系统活化属于多元活化，即从各式白细胞到不同的细胞素均牵涉其中且环环相扣。目前虽有许多证据认为川崎病与 T 细胞活化密切相关，但在找出更确切关键的免疫调控因子前，生物制剂的使用及疗效仍不能确定。

一氧化氮（NO）及 CD40L 可能为川崎病重要致病因素，也许未来可调控此二因子达到治疗的效果。

（6）抗肿瘤坏死因子（anti-TNF）制剂英利昔单抗或己酮可可碱联用静脉免疫球蛋白，仍有待更大量的临床数据及研究来确认。

第四节
常见用药问题答疑

一、应用免疫球蛋白应注意的问题有哪些？

剂量为 2g/kg 体重，采用单次静脉滴注于 12 小时内完成。

★应一次滴注完毕（未用完部分应废弃），不得分次或给第二人滴注；

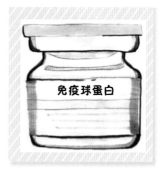

★若溶液出现浑浊、冰冻、异物、絮状物及摇不散的沉淀等，不可使用；

★本品应严格单独输注，不宜与其他药物或溶液混合。

二、免疫球蛋白静脉滴注后患儿仍发热怎么办？

川崎病诊断明确后，静脉滴注免疫球蛋白后 36 小时患儿不退热（体温 >38℃）或退热后 2~7 天再次出现发热并伴有至少一项川崎病的主要临床表现，则判断为免疫球蛋白静脉滴注无反应或者免疫球蛋白不耐受 。

免疫球蛋白不耐受的两种治疗方法：

（1）在初次足量应用免疫球蛋白无效并再次应用免疫球蛋白 2g/kg 体重治疗；

（2）发热仍不退时可采用甲泼尼龙冲击治疗 3 天，后改为泼尼松口服。

三、皮质激素可以用吗？有什么毒副作用？如何避免毒副作用？

皮质激素具有抗毒素、抗过敏、抗休克及高效抗炎的作用，已广泛用于各类血管炎综合征等相关疾病。对于确诊川崎病的患者,激素的使用仅限于二次免疫球蛋白治疗后仍持续发热的患者。

不良反应：长期使用可引起体重增加，下肢水肿、紫纹、易出血，创口愈合不良，痤疮，骨质疏松及骨折（包括脊椎压缩性骨折、长骨病理性骨折），肌无力，肌萎缩等。

短期小剂量应用皮质激素可减轻或避免上述毒副作用。

四、阿司匹林的剂量与疗程如何？

（1）剂量：有些国家及地区治疗川崎病的阿司匹林剂量为80~100mg/（kg·d），但该剂量对于亚洲人特别是中国人而言，可能导致消化道出血，因此亚洲人以30~50mg/（kg·d）为佳。

（2）疗程：通常认为在儿童退热后48~72小时即减少剂量，改为小剂量3~5mg/（kg·d），但也有部分专家认为直到病程的第14天且退热48~72小时后才改为小剂量，后一直服用至心脏及血液学检查恢复正常。

五、阿司匹林有什么毒副作用？

该药为环氧化酶抑制剂，具有较强的消炎和抗血栓作用。

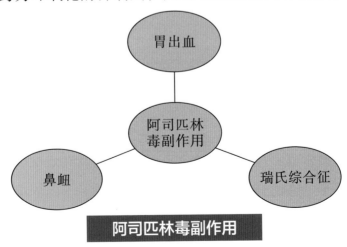

阿司匹林毒副作用

但是阿司匹林的酸性可直接导致胃黏膜损伤，故应在饭后服用本药，或服用抑酸剂、胃黏膜保护剂。

六、服用阿司匹林时应注意什么？

（1）多数患儿在服用中等剂量阿司匹林数天后即见大便隐血试验阳性，家长应密切观察患儿大便的色、量及性质；有服用阿司匹林后致鼻衄、消化道大出血、休克的病例，因此，长时间服用阿司匹林的患儿，家长应注意观察其有无出血倾向。

（2）常用退热药物会降低阿司匹林抑制血小板的作用，川崎病患儿服用阿司匹林时应避免服用此类药物。

（3）中药（活血）：长时间服用阿司匹林的患儿，建议勿用当归、人参或其他具有化瘀功能的中药。因为川崎病患儿服用阿司匹林具有出血的潜在风险，若再加上当归、人参的活血化瘀功效，更易出血。若川崎病患儿为母乳喂养，患儿母亲也应该避免服用此类药物或食物。

（4）阿司匹林与瑞氏综合征：阿司匹林可能与瑞氏综合征有关，特别是同时感染水痘或流行性感冒病毒时，可能造成急性脑病伴内脏脂肪变性，甚至导致患儿死亡。因此川崎病患儿若接触到已经感染水痘或流行性感冒的患者时，需停止使用阿司匹林1~2周，而以其他抗血小板药物暂时取代。

（5）使用阿司匹林患儿的疫苗接种注意事项：

①川崎病患儿长期服用阿司匹林时应每年注射流感疫苗；

②建议在接种水痘疫苗后6周内避免使用含水杨酸类（阿司

匹林）药物；

③接种水痘疫苗后 6 周内应该使用其他抗血小板药物来代替阿司匹林；

④当患儿暴露于或感染流行性感冒及水痘时，患儿父母应告知医生孩子现在服用阿司匹林。

（6）川崎病的药物治疗除了阿司匹林外，为避免大型冠状动脉瘤造成栓塞可联合抗凝血剂或其他抗血小板药物。

七、双嘧达莫（潘生丁）剂量与疗程如何？副作用有哪些？

▲用于典型川崎病和不完全川崎病的治疗。

▲剂量：3~8mg/（kg·d），每天分 2 或 3 次口服。

▲根据有无冠状动脉病变及外周血血小板数量决定疗程：如无冠状动脉病变且血小板正常可于病程 3~6 个月时停用，有冠状动脉病变或血小板持续升高者可小剂量长期维持。

> 副作用：注意！该药有扩张血管的作用，孩子服用后会有头晕、面部发红、发热等表现，因此剂量不宜过大。

第4章

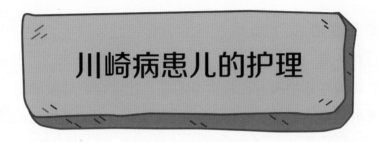

川崎病患儿的护理

第一节
川崎病患儿的家庭护理

一、护理原则

1. 休 息

川崎病患儿护理方面最主要的是，让宝宝舒舒服服地躺在那儿，避免剧烈运动。另外体温高于 38.5℃时，服退热药，注意观察体温变化及伴随症状，并及时处理。

2. 卫生清洁

川崎病患儿的肛门、阴囊、外生殖器部位皮肤常常发红、干裂或糜烂，因此需要保持臀部及肛门、外生殖器部位干燥，最好不用纸尿裤，以免不透气导致肛周与外生殖器部位皮肤感染。每次便后清洗臀部并要保持通风干燥；剪短指甲，保持手的清洁，以免抓伤皮肤；蜕皮处千万不可撕皮，以免引起皮肤感染；衣被质地柔软且保持清洁，避免穿着不透气的化纤布料做的衣服。

3. 口部及眼部护理

每日用无菌水或生理盐水棉球轻轻擦洗双眼，必要时在医生指导下涂抗生素眼膏；保持口腔清洁，鼓励孩子勤漱口，口唇干燥时可涂护唇油或维生素 D。

4. 严密观察

最主要的是要仔细观察孩子，看看有没有淋巴结的肿大，手脚有无蜕皮，一旦有蜕皮千万不要用手撕，要让它自行脱落，否则皮肤会出现裂痕破损。若出现水痘等病毒感染时要暂停服用阿司匹林，并及时到医院就诊。

5. 坚持复查

出院后要坚持定期复查。已出现冠状动脉改变的患儿一般要1~3个月复查一次心脏彩色多普勒超声和心电图检查，冠状动脉恢复正常后每半年复查一次，连续 3 次正常后改为 3~5 年后复查。

二、具体护理措施

1. 发热的护理

（1）每天测量几次体温？

入院后测体温 4 次 / 天，直到体温正常后改为 2 次 / 天。

（2）监测体温，观察热型及伴随症状。出现高热时及时向医生报告并且遵医嘱适当处理，如口服布洛芬混悬液或其他药物；每天按时记录体温值，这有利于医生判断热型；注意观察患儿有无发热伴随症状。

（3）体温 38.5℃以下可采用物理降温，如温水擦浴、冰冰贴降温、多饮温开水等。若体温不降，持续达 38.5℃以上，应采用药物治疗以降温。

切 记

　　不可用酒精或者冰水擦拭身体来退热，因为它会刺激末梢血管收缩，造成皮肤发凉青紫、体温急骤降低及四肢发抖，且酒精是挥发性化学物质，若浓度太高或孩子吸入太多，容易造成皮肤或肺部伤害，也可能使孩子出现酒醉样昏睡或烦躁不安，干扰病情的判断。

2. 起居护理

（1）眼部护理

双眼结膜发红时，只需保持清洁，避免强光照射刺激即可。川崎病常合并非化脓性结膜炎，除非同时合并细菌感染，一般不会有分泌物或眼屎过多情形。必要时可用生理盐水或氯霉素眼药水滴眼，每次 2~3 滴，每天 2~3 次。必要时可用眼膏。

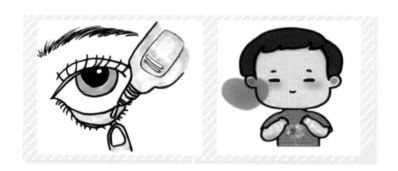

（2）口腔护理

口腔黏膜红肿或嘴唇发红干裂也是川崎病的症状，可以使用软毛牙刷或是漱口水维持口腔黏膜的清洁。口唇部护理可以在清洁干燥后，使用维生素 E 或 D 或护唇膏外涂；如果出现干裂、蜕皮或结痂等情况，勿用手剥除或者抓挠，以避免更严重的出血。每日口腔护理 2~3 次，鼓励多漱口，同时应注意口腔卫生，尽量避免食用生、硬类食物，以流食、软食为主。

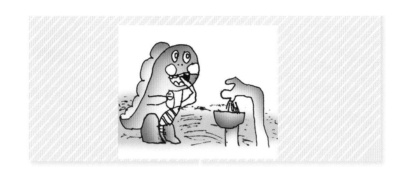

（3）四肢护理

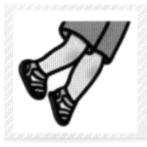

川崎病患儿的手指及脚趾会蜕皮，但不会疼痛，不要用手剥除蜕皮，应该利用干净剪刀减去明显蜕皮处，来预防孩子自行撕扯；也无须使用特别药物或药膏治疗，建议使用无香精、无刺激性乳液。1~2 周会恢复。

（4）颈部淋巴结护理

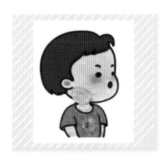

部分患儿会出现颈部淋巴结肿大并产生严重疼痛，致使患儿颈部不能自由活动。应尽量避免去按压肿胀部位，也不可强迫孩子转动颈部，以免

引起颈部不适。疼痛、肿胀时可用热毛巾局部热敷护理。

（5）皮肤黏膜的护理

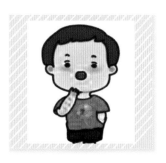

观察皮肤黏膜情况，应保持皮肤清洁，保持床单清洁、平整、干燥，被褥衣裤柔软而清洁；剪短患儿指甲，避免因瘙痒抓破引起的感染；无需特意使用药物、药膏治疗，瘙痒明显时可使用止痒药膏；对蜕皮者，用清洁剪刀剪除，并嘱家长及患儿避免人为撕脱，应待其自然脱落，以免引起感染；穿着宽松的衣服；使用不含香精、无刺激性的沐浴用品及乳液，可用炉甘石洗剂外涂，但勿涂抹在眼睛周围，以防误入眼内引起刺激反应。

（6）心理护理

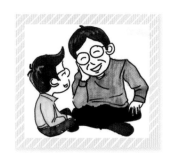

患儿长期发热，颈部淋巴结肿痛，眼睛及口腔不适会出现烦躁、易怒、情绪不稳等表现。此时家长应及时了解患儿的心理状态，以和蔼的态度、友善的语言与患儿进行有效沟通，帮助患儿渡过恐惧阶段，增加其战胜疾病的信心。特别是出现冠状动脉病变的患儿病程可达 3~4 年，此类患儿更易出现情绪不稳等表现，家属可采用"移情法"，为患儿适当安排床上的娱乐活动，多给患儿精神安慰，增加良性情绪。

3. 重症护理

（1）部分患儿可进展为重症，肢端、肛周、躯干等处大面

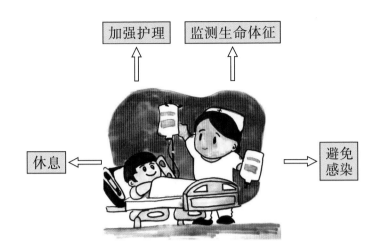

积蜕皮，指甲脱落；发病后 1~5 天皮肤出现多形性红斑损害，以猩红热样皮疹最常见，但无水疱及结痂，1 周左右可消退。在此期间应注意与其他传染病性皮疹及药物引起的过敏性皮疹相鉴别。此时保持皮肤的清洁尤为重要，按时换药，避免发生弥漫性皮肤感染，引起败血症。

（2）部分重症患儿口腔及口唇潮红、干燥、皲裂、出血、结痂，甚至张口困难、疼痛剧烈。应对患儿加强护理，每日口腔护理 4~6 次，并用高渗盐水外敷口唇，外涂维生素 D 或 E 胶丸保护；以淡盐水漱口，避免食用易造成口腔黏膜机械性损伤的食物，如煎炸、带刺或含骨头的食物，带壳的坚果类食品以及质硬的水果（如甘蔗）等；对于口唇皲裂出血者可在进食前用液状石蜡涂口唇，以减少疼痛；避免食用过热食物。集中进行护理操作，减轻患儿痛苦。

（3）患儿有严重睑结膜或球结膜充血，不伴有分泌物及肿胀，可用生理盐水清洗，氯霉素滴眼液滴眼；避免直接强光刺激。

（4）冠状动脉瘤样扩张、冠状动脉最大内径 >8mm 的患儿，发生冠状动脉狭窄、血栓的概率增加，严重时可出现猝死；必须减少心脏负荷，严格卧床休息，密切观察生命体征。

（5）川崎病休克综合征是川崎病的一种危重的表现类型，以休克为主要特点，并可伴随全身多器官受损或衰竭，应早期诊断处理。

（6）儿童多系统炎症综合征，是新冠疫情期间发生于欧美儿童的一种类似于川崎病的综合征。出现高热以及一系列与川崎病相似的表现，如睑结膜充血，黏膜及皮肤皮疹，淋巴结肿痛，冠状动脉扩张，休克脑炎和多器官衰竭，早期适时使用静脉滴注免疫球蛋白，可减少冠状动脉病变的发生。

第二节
川崎病患儿的预防接种

一、川崎病患儿预防接种的两个重要问题

（1）免疫球蛋白阻滞活的病毒疫苗复制及后天获得性免疫建立。

（2）川崎病恢复期儿童接种活的或其他疫苗后的安全性问题。

一些自身免疫性疾病包括系统性血管炎，在应用活的或灭活的疫苗后病情可能会突然恶化。因此患川崎病之后全部预防接种推迟至少 3 个月（一般建议 6 个月）。AHA 建议，非肠道的活病毒疫苗预防接种（麻疹、腮腺炎和风疹）应在注射免疫球蛋白后延迟至少 5 个月（一般建议 6 个月），因为被动免疫抗体可能干扰免疫制剂免疫功能。但麻疹暴发期间，对于以前没有进行被动免疫的儿童，应早期谨慎应用麻疹疫苗，并且后期应复种疫苗。

二、川崎病患儿接受大剂量免疫球蛋白治疗后，注射疫苗应注意事项

1. 减毒活疫苗

（1）麻疹 – 风疹 – 腮腺炎（MMR）及水痘疫苗，必须顺延至免疫球蛋白治疗后的 11 个月后方可注射。

（2）如果接种了这些疫苗，在 2 周之内，因川崎病静脉滴注了大剂量免疫球蛋白，就需要再辅助注射一次疫苗；如果超过 2 周以上则不需要辅助注射疫苗。

2. 灭活疫苗

灭活疫苗建议延至免疫球蛋白治疗后的 6~8 周后才开始注射。过早注射疫苗会因免疫球蛋白而影响疫苗的功效，例如肺炎链球菌疫苗、流感疫苗、甲型肝炎疫苗、乙型肝炎疫苗、小儿麻痹口服疫苗、黄热病疫苗及轮状病毒疫苗等。

第三节
川崎病患儿的营养与饮食

一、营 养

患儿发热期间机体能量消耗较大，应给予高热量、高蛋白、高维生素的流质或半流质饮食，如鸡蛋羹、果汁饮料、豆浆等，不宜给予高盐，高脂肪、高糖饮食。注意饮食的色、香、味，增加患儿食欲；鼓励患儿多饮水；避免食用生、硬、过热、辛辣的刺激性食物；规律饮食，多吃新鲜水果，不挑食。

（1）急性期。因为口腔黏膜充血发红、嘴唇红肿干裂，患儿会食欲不佳，尤其口腔发炎厉害甚至嘴唇出血结痂者几乎滴水不进，所以饮食可选择少量多餐、软质、高蛋白、高热量、不过热、不油腻、无刺激性的食物。

（2）急性期后。口腔黏膜复原，可正常饮食。

（3）有冠状动脉病变。血中脂肪浓度与冠状动脉病变的预后有关，所以建议低脂肪、低胆固醇食物，特别注意不要过度油腻，建议以橄榄油、芥花籽油、葵花籽油等不饱和脂肪食用油为主。

（4）需要长时间服用阿司匹林。不建议食用含当归、人参或其他具活血化瘀功能的药物食谱，以免增加出血的风险。

二、川崎病患儿饮食指导原则

（1）宜吃清淡和易消化的食物。川崎病患儿发病初期有长时间的反复高热，体内维生素流失严重，负氮平衡比较明显。因此饮食上应给予富有营养、清淡和易消化的食物。

（2）补充蛋白质。宝宝得了川崎病，应适当补充蛋白质（有肾脏损害者请具体咨询医生），比如禽类、鱼类、蛋类等。

鸡蛋对神经系统和身体发育有很大的作用，其中所含胆碱可改善各个年龄组的记忆力；鸡蛋中的蛋白质对肝脏组织损伤有修复作用，蛋黄中的卵磷脂可促进肝细胞的再生；还可提高人体血浆蛋白量，增强机体的代谢功能和免疫功能。

（3）瓜果蔬菜

①川崎病宝宝，应多吃新鲜蔬菜（腹泻及脾胃虚者请适量）。

②川崎病患儿在患病期间可以吃水果，只要所食水果不过凉就可以，一般常见的水果都是可以吃的。

·苹果，苹果中营养成分可溶性大，易被人体吸收，故有"活水"之称，有利于溶解硫元素，使皮肤润滑柔嫩。

·梨，梨具有清肺润肺养肺的作用。梨可改善呼吸系统功能，可以降低肺部受空气中的灰尘和烟尘的影响。

·香蕉，香蕉含有天然抗生素，可抑制细菌繁殖；可增加大肠里的乳酸杆菌，促进肠道蠕动，有助于通便排毒。

·橘子，橘子富含丰富的维生素 C，具有润肺、止咳、化痰、健脾、顺气、止渴的功效，对人体极其有益。

三、川崎病患儿食疗方法（请遵医嘱，仅供参考）

1. 发热期

发热期川崎病患儿食疗方法

	食材	做法
白茅根马蹄水	白茅根20g（鲜茅根50g） 马蹄250g	白茅根洗净，马蹄去皮拍裂。两味同放入锅内，加清水慢火煲1小时，约煎成1碗半，分次代茶饮
绿豆苡仁粥	绿豆50g 生苡仁25g 大米50g	三种食材洗净，同放入锅，加适量清水煲粥，粥成后以糖或盐调味，便可食用
红萝卜马蹄水	红萝卜200g 马蹄250g	红萝卜洗净切片，马蹄去皮拍裂。两味同放入锅中，加清水4碗后慢火煎1小时，约煎成2碗，分次代茶饮
桑菊茶	冬桑叶12g 杭菊花9g 夏枯草12g 罗汉果1/3个	四料同放入锅内，加清水3碗，浸10分钟，煎20分钟，约煎成大半碗，分1~2次服

2. 恢复期

恢复期川崎病患儿食疗方法

	食材	做法
生地麦冬瘦肉汤	生地 15g 麦冬 10g 旱莲草 10g 女贞子 10g 猪瘦肉 50g 蜜枣 1 枚	上料同放入锅内，加清水 4 碗，慢火煎成 1 碗半，分次饮用
黑木耳丹参瘦肉汤	黑木耳 10g 丹参 6g 大枣 3 枚 猪瘦肉 100g	黑木耳浸泡洗净，大枣去核。上料同放入锅内，加适量清水，武火煮沸转文火煲 1 小时，约煎成 1 碗半，便可食用
猫爪草风粟壳瘦肉汤	猫爪草 12g 风粟壳 12g 夏枯草 12g 猪瘦肉 50g 蜜枣 2 枚	猫爪草、风粟壳洗净。上料同放入锅内，加清水 4 碗，慢火煎成 1 碗，分次饮用
山楂淮山兔肉汤	山楂 20g 淮山 20g 兔肉 300g 大枣 3 枚	兔肉飞水去血腥味，大枣去核。上料同放入锅内，加适量清水，武火煮沸转文火煲 1~2 小时，约煎成 1 碗半，以少许食盐调味便可食用

第5章

川崎病患儿的随访管理

　　所有川崎病患儿均应终生注意导致动脉粥样硬化的危险因素，如肥胖、高脂血症、吸烟等。更为重要的是，根据冠状动脉病变的情况，有计划地对川崎病冠状动脉病变患儿进行随访，正确地评价其心脏状态，给予及时有效的处理，从而改善患者的预后。

第一节
随访如何进行？

一、第一阶段随访：发病 2~12 周

　　（1）随访后期发生冠状动脉病变。有些患儿早期没有冠状动脉损害，但会在 2 周以后发生，因此需要定期超声检查随访。

　　每隔 2~4 周进行 1 次心脏超声检查，观察有无后续的冠状动脉损害，以决定是否加大抗凝药物剂量，甚至是否需要心血管介入治疗。如果病情平稳就只需维持消炎治疗。

　　（2）随访复查血小板，根据血小板情况，调整抗凝药物剂量。

　　（3）随访定期复查肝功能，了解阿司匹林使用后是否产生肝功能损害。

二、第二阶段随访：发病 13 周至终生

停药半年以后要观察冠状动脉有无病变，以后每隔半年至 1 年定期了解冠状动脉病变和心脏功能。

第二节
长期随访的必要性

若患儿无冠状动脉异常或冠状动脉异常已消失，无须长期服用阿司匹林或限制活动。只需由儿科医生做不定期的追踪，并注意是否有复发的可能性。川崎病患儿的复发概率约为 3%。

若合并轻度冠状动脉瘤，则需长期服用低剂量的阿司匹林直至血管病变消失，并由小儿心脏科医生定期追踪，追踪检查以心电图及心脏超声为主，有特殊必要才行心导管检查。不必限制一般活动，但剧烈运动时应小心，以避免心脏损伤破裂。

若合并巨大冠状动脉瘤，除需长期服用低剂量的阿司匹林、抗凝血剂或其他抗血小板药物之外，需定期做心电图及心脏超声检查。

①如患儿出现心绞痛、心肌缺血表现时，必须做心脏造影、核医学等特殊检查，必要时需行冠状动脉旁路移植术以增加冠状动脉血流量；

②至于冠状动脉球囊扩张术，虽常应用于成人心脏科，但就

目前而言，在婴幼儿期施行风险仍较高，必须谨慎考虑。

第三节
家长应注意什么？

　　主要是注意早期就诊和配合远期管理的问题。川崎病的主要损害是心脏，因此我们应该关注心脏。心脏面临什么问题呢？如果冠状动脉有扩张或瘤样改变或者血管内壁毛糙、持续炎症，就极易发生血栓，血栓一旦形成就会堵塞冠状动脉，会发生心肌梗死。我们的任务就是持续抗炎和预防心肌梗死。

　　由于心脏功能下降，家长应注意限制孩子运动，限制其过分的兴奋及剧烈运动，防止发生心脏意外。

　　严格遵照医嘱用药，坚持随访。随访主要是了解阿司匹林副作用、冠状动脉炎症的恢复情况等。

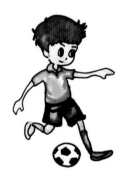

严格遵照医嘱规范用药。
定期带孩子到医生那里随访。
防止运动过度、情绪激动。

第四节
复诊需注意哪些问题？

　　遵医嘱服用阿司匹林，定期复查心脏超声、血小板计数及红细胞沉降率。一般建议心脏超声随访时间为：出院后 2~3 周→ 6~8 周→ 6 个月→ 1~2 年，每 2 周复查血小板直至正常，病程 6~8 周复查红细胞沉降率、C 反应蛋白以判断炎症是否静止。

　　检查项目包括血常规、C 反应蛋白、红细胞沉降率、肝肾功能、心肌酶谱、凝血功能及心脏超声，但因每例患儿情况不同，具体的随访时间及复查项目也不同，家长们应依照医生嘱咐定期复诊，这样才能及时发现心脏病变及炎症反应的变化，合理调整出院后用药。

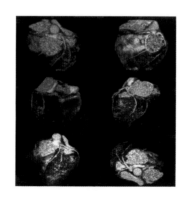

第 6 章

川崎病背景知识及常见问题集

一 川崎病患儿有哪些表现？

川崎病多发于 6 个月至 5 岁之间儿童，并伴有以下临床表现。

发热大于或等于 5 天

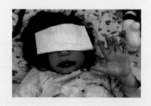

嘴唇或口腔黏膜异常：草莓舌，嘴唇干裂，口咽部广泛红肿

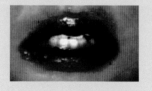

双眼非化脓性球结膜炎

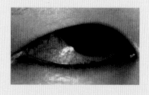

颈部非化脓性淋巴结炎及淋巴结肿大

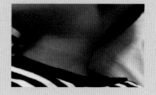

四肢异常：手指或脚趾远端肿胀发红（呈硬性）水肿，手指或脚趾后期末端蜕皮

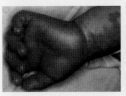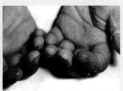

全身皮肤多形性红疹、红斑

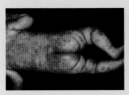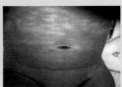

 川崎病的血管损伤

　　川崎病主要导致全身性的血管炎，主要见于中小动脉，以心脏冠状动脉炎症及损害最常见，而且其是儿童后天性心脏病的主要病因。15%~20%未经治疗的患儿可发生冠状动脉损害。

　　冠状动脉损害病程可分为4期，各期变化如下。

冠状动脉损害病程

分期	时间		主要变化
I 期	1~9 天	小动脉周围炎症	冠状动脉主要分支血管壁上的小动脉和静脉受到侵犯。心包、心肌间质及心内膜炎症浸润，包括中性粒细胞、嗜酸性粒细胞及淋巴细胞
II 期	12~25 天	冠状动脉主要分支全层血管炎	血管内皮水肿，血管壁平滑肌层及外膜炎症细胞浸润，弹力纤维和肌层断裂，可形成血栓和动脉瘤
III 期	28~31 天	血栓和肉芽期	动脉炎症逐渐消退，血栓和肉芽形成，纤维组织增生，内膜明显增厚，导致冠状动脉部分或完全阻塞
IV 期	数月至数年	瘢痕形成期	病变逐渐愈合，心肌瘢痕形成，阻塞的动脉可能再通

三　川崎病患儿到医院做哪些检查？

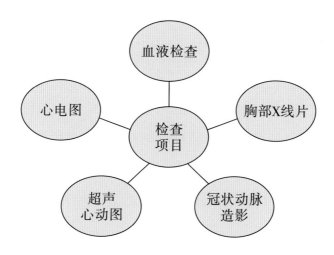

上述检查项目由医生根据患儿病情来决定，不一定全部都做

1. 检验项目

（1）血液检查

①周围血白细胞计数升高，以中性粒细胞为主，伴核左移；

②轻度贫血；

③血小板计数早期正常，第2~3周增多；

④红细胞沉降率加快，可达100mm/h以上，一般在起病6~10周恢复正常（免疫球蛋白输注可引起红细胞沉降率升高，因此，不以红细胞沉降率作为免疫球蛋白治疗炎性反应效果的判断标准）；

⑤C反应蛋白升高，但与红细胞沉降率的升高时间可以不一致。

⑥其他急性时相蛋白、血浆纤维蛋白原和血浆黏度升高；

⑦血清转氨酶升高。

（2）免疫学检查

血清 IgG、IgM、IgA、IgE 和血循环免疫复合物升高；TH2 类细胞因子如 IL-6 明显升高；总补体和 C3 正常或升高。

2. 检查项目

①心电图：早期显示非特异性 ST-T 改变；心包炎时可有广泛 ST 段抬高和低电压；心肌梗死时可出现 ST 段明显抬高、T 波倒置及异常 Q 波。

②胸部 X 线片：可示肺部纹理增多、模糊或有片状阴影，心影可扩大。

③超声心动图：心脏超声为应用最广泛的检测方法，此检查无创伤性，是评估心脏冠状动脉损害的理想方法。

急性期可见心包积液，左室内径增大，二尖瓣、主动脉瓣或三尖瓣反流；可有冠状动脉异常。

冠状动脉内径小于 4.0mm 为轻度扩张，4.0~8.0mm 为中度扩张，大于 8.0mm 为重度扩张。如呈瘤样扩张又称为"冠状动脉瘤"。

冠状动脉内径扩张程度分级

轻度	冠状动脉内径 <4mm
中度	冠状动脉内径 4.0~8.0mm
重度	冠状动脉内径 >8.0mm

④冠状动脉造影：心脏超声检查有多发性冠状动脉瘤或心电图有心肌缺血表现者，应进行冠状动脉造影，以观察冠状动脉病变程度从而指导治疗。

> 国内学者对正常小儿冠状动脉超声心动图研究发现，冠状动脉内径与年龄呈正相关：
>
> 3岁以下，冠状动脉内径<2.5mm；
>
> 3~9岁，冠状动脉内径<3.0mm；
>
> 9岁以上，冠状动脉内径<3.5mm。
>
> 冠状动脉内径 / 主动脉根部内径之比值（CA/AO）与年龄及体表面积无关，平均值0.18，最大值0.25。

 川崎病确诊的标准→主要指标有几项？

川崎病的诊断目前尚无金标准，实验室也无特异性的确定标准，主要以临床症状、体征来确诊。

2016年3月在西安召开的全球儿科共识大会上，达成以临床表现为主结合辅助检查来诊断的共识"五个5"：5天发热，5岁以下最多，5月份多发，5级冠状动脉病变，5项临床表现（一个嘴唇红肿，二个红眼睛，三指触颈部淋巴结肿痛，四肢末端红肿，五皮肤红疹）。

（1）川崎病确诊的条件／标准

发热 5 天以上，伴下列 5 项临床表现中 4 项者，排除其他疾病后，即可诊断。

①口唇充血皲裂，口腔黏膜弥漫充血，舌乳头呈草莓舌。

②球结膜充血，呈非化脓性结膜炎。

③颈部淋巴结肿大。

④躯干胸腹及背部四肢皮肤呈多形性红斑。

⑤四肢变化。急性期掌跖红斑，手足硬性水肿；恢复期指趾端膜状蜕皮。

如果 5 项临床表现不足 4 项，但超声心动图显示有冠状动脉损害，亦可确诊为川崎病。

（2）川崎病诊断参考指标

以下指标并非川崎病诊断的必备条件，而是参考指标之一。如果患儿属于不完全川崎病或未符合 4 项及以上的诊断项目，同时出现下列现象，也能够帮助确诊为川崎病。

①卡介苗接种处：卡瘢。

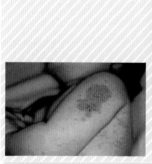
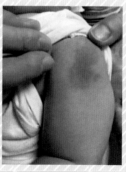
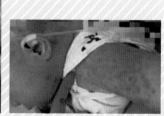

卡瘢

在我国，新生儿于出生后需接种卡介苗并留下瘢痕，有接近40%的川崎病患儿于接种后瘢痕处出现红肿结节甚至溃疡的现象（即卡瘢），这种奇特现象的原因尚不清楚。

②肛周皮肤潮红、蜕皮、阴囊皮肤发红水肿。

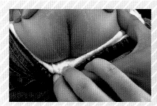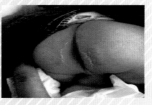

肛周皮肤潮红、蜕皮

 五　不完全川崎病有哪些特点？

不完全川崎病又称非典型川崎病，是指不完全具备诊断标准的川崎病。

诊断依据：超过5天的持续高烧，符合上述少于4项诊断条件，且有冠状动脉病变。

若遇不完全川崎病而无法确诊时，可以结合2004年美国心脏病协会（AHA）及美国儿科医学会（AAP）共同提出的辅助性诊断指标来帮助诊断。

若孩子发热超过5天，且符合2~3项川崎病诊断条件，建议进行血液学检查。在红细胞沉降率（ESR）≥ 40mm/h 和 C 反应蛋白（CRP）浓度 ≥ 20mg/L 的情况下，再加上以下6个辅助性诊断指标中符合3个或以上，并排除其他疾病就能确诊川崎病，并给予免疫球蛋白治疗。

若不符合辅助条件中的 3 个且川崎病典型症状只出现 1~2 个的情况下，心脏超声检查提示已经出现冠状动脉扩张，需要免疫球蛋白治疗及进一步的追踪随访。

近年报道的不完全川崎病病例逐渐增多，占所有川崎病的 10%~20%，较常发生于 1 岁以下的婴儿或 5 岁以上的儿童。典型病例与不完全病例的冠状动脉瘤发生率相近。一旦疑为川崎病时，应尽早做超声心动图检查。

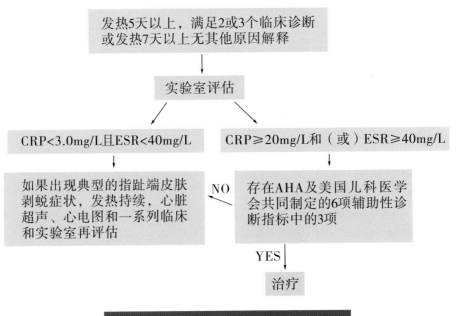

不完全川崎病诊断示意图

AHA 及 AAP 共同制定的 6 个辅助性诊断指标

1 血中白蛋白指数低下（≤ 3.0g/dL）

2 尿常规检查异常（有脓尿或尿液检查高倍视野下白细胞大于 10 个）

3 肝功能指数异常上升

4 白细胞计数过高（≥ 15×10^9/L）

5 血红蛋白浓度过低（依年龄校正达到贫血标准）

6 血小板计数过高（发热 7 天时 ≥ 450×10^9/L）

注意: 双胞胎患儿容易发生不完全川崎病! 家长要特别注意!

川崎病需与哪些疾病鉴别？

川崎病需要与出疹性疾病、某些心脏疾病以及能引起颈部淋巴结肿大的疾病相鉴别。

1. 出疹性疾病（不同疾病出疹时间、顺序不同）

包括感染性疾病和非特异性炎症疾病。

出疹时间顺口溜如下。

◆发热 1 天出疹——水痘。

◆发热 2 天出疹——猩红热。

◆发热 3 天出疹——天花。

◆发热 4 天出疹——麻疹。

◆发热 5 天出疹——斑疹伤寒。

◆发热 6 天出疹——伤寒。

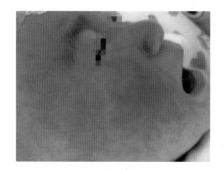

猩红热

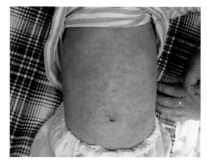

风疹

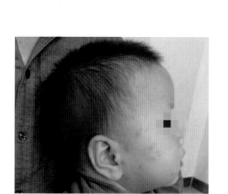

幼儿急疹

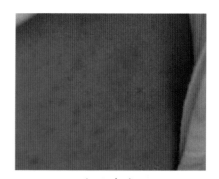

幼儿急疹

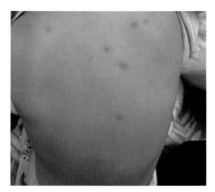

背部病毒感染皮疹

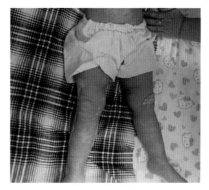

下肢多形性皮疹

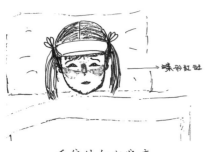

系统性红斑狼疮

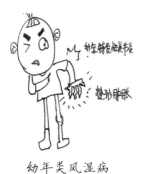

幼年类风湿病

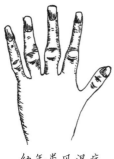
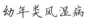

幼年类风湿病

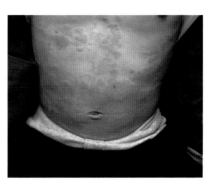

荨麻疹

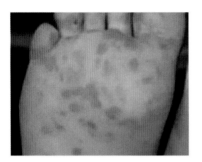

丘疹性荨麻疹

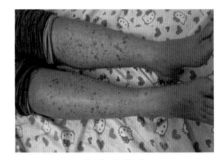

过敏性紫癜

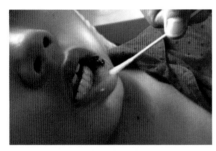

血小板减少性紫癜

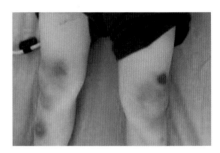

血小板减少性紫癜

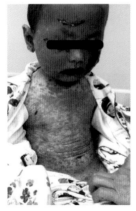

重症渗出性多形红斑

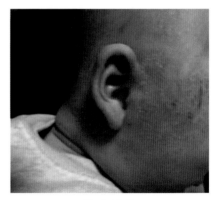

婴儿湿疹

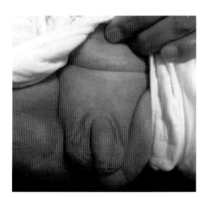

婴儿湿疹

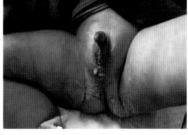

婴儿尿布所致皮损

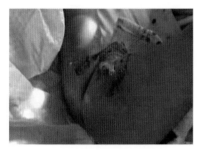

婴儿尿布所致皮损

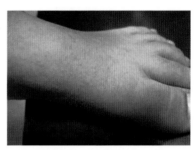

沙土性皮炎（丘疹性肢端皮炎、
苔藓样皮炎）

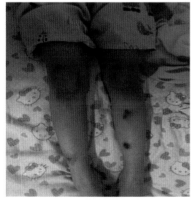

下肢蚊虫叮咬致皮疹

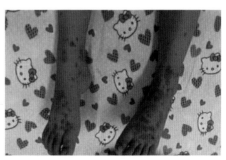

过敏性紫癜（HSP）皮疹

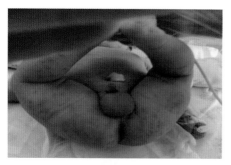

全身性皮疹

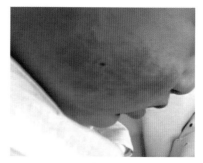

面部湿疹

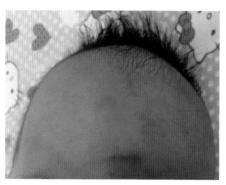

头部抓痕及蚊虫叮咬

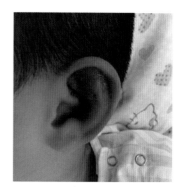

皮肤过敏症

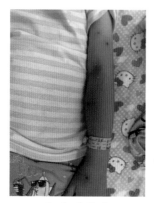

皮肤过敏症

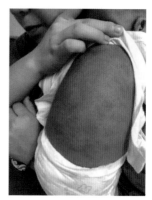

胸腹部过敏性皮疹

小小儿急性发热伴皮疹鉴别诊断表

疾病	易发年龄与季节	出疹时间	皮疹特点
川崎病	5 岁以下婴幼儿	发热 5 天左右	多形态的皮疹，荨麻疹样，猩红热样，手足指趾端皮肤发红，硬性水肿，数周后蜕皮，口唇及双眼结膜充血
水痘	6 个月内小儿	发热 1 天	躯干→头部→四肢，皮疹发展迅速，开始为红色斑疹，数小时后为丘疹，再经数小时后变为水痘
猩红热	任何年龄，小儿多见，好发于冬、春季	发热第 1~2 天	从耳后、颈部及胸部开始，1 天内遍布全身；胸腹部及躯干部皮肤潮红并有皮疹，形如红布上撒红米；皮疹形态为粟粒状，大小均匀，鲜红色，压之褪色，有瘙痒感；皮疹消退后 1 周开始蜕皮，呈糠屑状或大片状
麻疹	未患过麻疹的任何儿童，学龄前儿童多见，冬春季多见	发热第 3~5 天，多为第 4 天	耳后发际→头部、颈部、躯干及四肢、手足心、鼻尖；皮疹初为淡红色、散在，进而转化为暗红色，疹间皮肤正常；皮疹按出疹顺序消退，有麦麸样脱屑及色素沉着
斑疹伤寒	任何年龄和季节	发热第 5~7 天	散布于胸、腹、背部，分批出现，淡红色斑丘疹，压之褪色，数量不多，2~3 天后消退
风疹	多见于儿童及青少年	发热第 1~2 天	先见于颈部，然后迅速蔓延至躯干及四肢，1 天内遍布全身，1~4 天消退
幼儿急疹	见于婴幼儿	发热当天	退热疹出，当天出齐，1~2 天消退，不脱屑
手足口病	3 岁以下多见	潜伏期 2~10 天、发热	皮疹四不像，不像蚊虫咬，不像药物疹，不像口唇牙龈疱疹，不像水痘，手足及臀部出现斑丘疹，小疱疹
丘疹性荨麻疹	婴幼儿及年长儿	一般无发热	有过敏或虫咬史，全身小水疱及荨麻疹，头皮黏膜无皮疹
过敏性紫癜	年长儿	有或无发热	皮疹位于双下肢，高出皮面，形态不一、大小不等
药物疹	任何年龄	有过敏史	与多形红斑相似，豌豆至蚕豆大小圆形水肿性红斑、丘疹或有水疱

非特异性炎症疾病包括如下几项。

· 白血病（发热、皮疹、关节痛等症状）。

· 风湿热。

· 类风湿性关节炎。

· Stills 病（幼年特发性关节炎全身型）。

· 史－约综合征（重症多形性红斑）。

· 药物过敏。

· 疫苗接种后。

· 系统性红斑狼疮。

2. 某些心脏疾病

包括病毒性心肌炎和风湿性心脏病。

川崎病与病毒性心肌炎不同之处为：前者冠状动脉病变突出，存在特征性手足改变，高热持续不退。

川崎病与风湿性心脏病不同之处为：前者冠状动脉病变突出，出现非病理性的心脏杂音，发病以婴幼儿为主，抗 O 抗体升高不明显。

3. 能引起淋巴结肿大的疾病

（1）传染性单核细胞增多症

川崎病多为单侧淋巴结肿大，具有非化脓性及一过性的特征，颈前部显著，直径约 1.5cm 以上，稍有压痛，数日后自愈。传染性单核细胞增多症多为双侧受累，且颈后部常较颈前部先出现，无压痛，不粘连。一般在数天、数周内逐渐缩小，有的可达数月。

（2）亚急性坏死性淋巴结炎

颈部为主，可累及全身淋巴结，部分伴压痛或自发痛，由几个到十几个不等，质软，活动，无粘连，局部皮肤潮红及灼热感，一般持续 1~3 个月。

（3）淋巴结结核

颈部一侧或两侧多个大小不等的肿大淋巴结，常成群受累，有结核结节形成和干酪样坏死，后期的粘连、液化后可穿破皮肤，形成窦道。

（4）风　疹

耳后及枕后淋巴结肿大，轻微压痛，腋下及腹股沟淋巴结也可肿大，有一定活动度，花生米大小 。

（5）幼儿急疹

发热 3~5 天后，热度突然下降，在 24 小时内体温降至正常，热退同时或稍后出疹，皮疹为红色斑丘疹，枕部淋巴结轻度肿大，可持续数周。

（6）淋巴结瘤

包括浅表及深部淋巴结肿大。多为慢性、进行性、无痛性；表面光滑、活动，扪之质韧、饱满、均匀；早期活动，孤立或散在于颈部、腋下、腹股沟等处；晚期互相融合，与皮肤粘连，不活动，或形成溃疡。

七 川崎病对孩子心脏的主要危害是什么？
为什么要反复进行心脏超声复查？

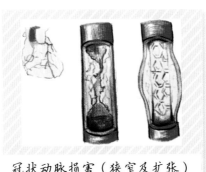

冠状动脉损害（狭窄及扩张）
示意图

川崎病对孩子心脏的主要危害是造成冠状动脉损害，约25%未经治疗的川崎病孩子会发生冠状动脉损害，而川崎病的预后与冠状动脉损害及严重程度密切相关，因此需要判断孩子的心脏是否发生了冠状动脉病变。

冠状动脉改变包括冠状动脉扩张、恢复、无变化、进一步恶化导致冠状动脉狭窄，偶尔有极少数发生冠状动脉瘤破裂。

超声心动图是监测川崎病并发冠状动脉病变等心血管系统

损害的最佳无创方法和目前最广为使用的随访追踪工具，要反复进行心脏超声复查以明确孩子有无心脏冠状动脉病变及其程度与变化。

 川崎病会复发吗？第二次川崎病的表现与第一次一样吗？

川崎病会复发，但概率不大，只有 1%~3% 的患儿会复发。

所谓川崎病复发，是指第二次发生川崎病，其诊断标准和条件与第一次一样，即仍需符合 5 个诊断条件中的 4 个且合并发热超过 5 天才会认定是复发。因此川崎病复发的临床表现可以与第一次不完全一样，但诊断标准相同。

 川崎病会传染吗？

目前为止，川崎病致病原因还不明确，仍找不到共同的传染源，而且很少见到同一病房的患儿因住院而被传染川崎病或同一学校、幼儿园及家人间的相互传染病例。因此，尚未将此病归入传染病。

川崎病会遗传吗？

有证据表明，川崎病的同胞兄弟发病率远高于普通人群，而统计资料也表明川崎病具有家族聚集倾向，双亲中有川崎病史的儿童比普通儿童发病率更高，且复发的概率也更大，这更支持了遗传易感因素在川崎病的发病中起着重要作用。

川崎病患儿能否参加体育运动？

一般建议 6~8 周内避免剧烈活动，6~8 周后活动量依据以下分类等级进行。

（1）在疾病任何阶段检查均无冠状动脉病变：发病 6~8 周后不限制活动。

（2）冠状动脉暂时性扩张，即扩张 >3mm 并在 6~8 周内恢复正常：发病 6~8 周后不限制活动。

（3）心脏超声或血管造影检查显示 1 个或 1 个以上的冠状动脉上有单一的小至中度的冠状动脉扩张（3~6mm，或是比附近血管直径大 1.5 倍以上）：如果年龄 <11 岁，6~8 周后不限制活动；如果年龄在 11~20 岁：需每 2 年行 1 次压力测试及心肌灌注扫描评估。服用抗血小板药物时避免高度剧烈运动。

①心脏超声检查提示存在大的（>6mm）冠状动脉损害，包括巨大动脉瘤（>8mm），但不合并阻塞：避免高度剧烈运动（因为有出血的风险）；其他一般运动的进行需由心脏专科医生评估后决定。

②已发生冠状动脉阻塞：避免高度剧烈运动（因为有出血的风险）；其他一般运动的进行需由心脏专科医生评估后决定。

 十二　川崎病的隐蔽性及其对孩子造成的影响

有关资料显示，台湾每年有 800~1000 例新增病例，这些新增病例里又平均约有 70 例心脏已经形成永久性损伤，同时也约有 200 例病例会在肾脏形成部分损伤，对孩子的一生影响较大。

（1）"感冒之中有川崎，莫把川崎当感冒"。有些川崎病症状与感冒等发热性疾病容易混淆，病程长。症状出现的时间点不集中，例如发热、皮疹、结膜炎所出现的时间点不集中。当症状分散在好几天陆续出现时，很容易会被忽略，而典型的川崎病有时所有的症状会出现在一起。

（2）心中要有川崎病：时刻警惕川崎病，这样才能保护我们的孩子健康成长。所以去医院就诊之前，小朋友如果已经有特别症状，家长可以用手机拍摄下来，供医生参考，因为有的皮疹会很快消失或减少，这是一个很好的方法。

（3）川崎病冠状动脉病变：目前川崎病在许多发达国家已被认定是导致儿童后天性心脏病的主要原因。川崎病有许多复杂的症状，但是最严重的后遗症莫过于在孩子身上出现了急性心脏病变，包括：①冠状动脉扩张；②冠状动脉瘤（较大的扩张）；③心肌炎；④心肌梗死；⑤心力衰竭甚至死亡。应特别留意冠状动脉瘤。冠状动脉扩张、狭窄、冠状动脉瘤是区分川崎病与其他有相同长期发热或相似症状疾病的最大特点。没有接受治疗的患儿有 20%~25% 的概率并发冠状动脉瘤，严重者会发生心力衰竭甚至死亡。但目前有免疫球蛋白的治疗，已能大大降低并发冠状动脉瘤的概率至 3%~5%。

川崎病是儿童后天性心脏病的主要原因，那么，先天性心脏病又是如何发生的呢？

先天性心脏病是儿童期最常见的先天性疾病，每 1000 名新生儿约有 8 名患有先天性心脏病，它是由胎儿心脏在母体孕期不正常发育造成的。

导致胎儿心脏发育异常的原因虽然很多，但是大部分的病因尚未确定，可能的因素包括以下两项。

（1）遗传因素。有心脏病家族史的夫妇，其子女发生心脏病的概率比没有先天性心脏病家族史的夫妇高。

（2）环境因素。环境因素是指外来因素对胎儿发育造成的影响。例如，妇女妊娠期间患风疹、糖尿病、红斑狼疮等，都可导致胎儿心脏发育异常。此外，妊娠期间饮酒、暴露于 X 线辐射、服用某些特定药物等，都可能造成先天性心脏病的发生。

十四 儿童冠状动脉异常的标准有哪些？

5 岁以下冠状动脉内径 >3mm，5 岁以上 >4mm；冠状动脉内径为邻近血管的 1.5 倍，管腔不规则。

冠状动脉病变的分类如下。

小的冠状动脉瘤或轻度冠状动脉扩张：冠状动脉内径 ≤ 4mm；5 岁以上患儿冠状动脉扩张的内径小于正常 1.5 倍。

中等大小冠状动脉瘤或中度冠状动脉扩张：4mm< 冠状动脉内径 ≤ 8mm；5 岁以上患儿冠状动脉扩张的内径为正常 1.5~4 倍。

巨大冠状动脉瘤或重度冠状动脉扩张：冠状动脉内径 >8mm；5 岁以上患儿冠状动脉扩张的内径大于正常 4 倍。

十五 川崎病冠状动脉异常的发生率如何？

在未经治疗的川崎病病例中，冠状动脉扩张的发生率为 18.6%~26.0%，多可在病程第 3~5 周内恢复；冠状动脉瘤的发生率为 3.1%~5.2%，约半数病例在病程 1~2 年内消退，少数发生瘤体破裂。由于冠状动脉局部管壁已纤维化，内膜增生，故不能有效扩张，严重者可发生血栓形成、管腔狭窄闭塞乃至心肌梗死，5%~10% 的冠状动脉病变可发展成缺血性心脏病。

 家长应该知道川崎病冠状动脉病变的管理方案有哪些？

川崎病冠状动脉病变共分为 5 级，其中第 5 级病变又可分为 a、b 两级。

Ⅰ、Ⅱ级病变：应持续服用阿司匹林直至病程达 3 个月。

随访时间：为 1 个月、2 个月、6 个月、1 年、5 年，每次随访时应进行心电图及心脏超声检查，必要时进行胸部 X 线检查，最后一次随访建议做运动心电图。

Ⅲ级病变：应服用小剂量阿司匹林至少持续到冠状动脉瘤消退，中等大小冠状动脉瘤需加用另一种抗血小板药物。

随访时间：应每年进行心电图及心脏超声检查并行心血管风险评估和指导，10 岁以上患儿每 2 年行负荷试验或心肌灌注显影检查。

Ⅳ级病变：巨大动脉瘤需长期服用阿司匹林（每天 3~5mg/kg 体重）和华法林或低分子肝素联合治疗，直至相关检查结果达到目标水平。

随访时间：每 6 个月随访心电图及心脏超声，每年行负荷试验或心肌灌注显影检查。

Va 级病变：小剂量阿司匹林和华法林或低分子肝素联合治疗，可同时服用预防心脏缺血性发作和心功能不全的药物。

随访时间：同Ⅳ级病变。

Vb 级病变：药物治疗同 Va 级；若有手术治疗指征，可选择冠状动脉旁路移植术或介入治疗。

随访时间：需终身随访，每 3~6 个月随访 1 次，根据病情在不同随访时间选择不同的检查。

十七　川崎病的预后如何？

川崎病的预后大多良好，大部分患儿可自行恢复，少数可产生并发症，特别是心血管并发症，如冠状动脉扩张，严重的产生动脉瘤，迁延数年。

小儿淋巴结肿大如何自检？

局部淋巴结肿大，反映了相应部位组织发生了炎症，患儿父母要注意观察，及时就诊。

淋巴结是人体淋巴系统的组成部分，分布于全身淋巴之间，由淋巴管相连。小儿淋巴系统在出生时尚未发育完善，在出生后的前十年内，尤其是幼儿期淋巴系统发育最旺盛，所以在新生儿时，大多不易触及淋巴结，而一般健康的婴幼儿常可以在颈、颌下、枕后、耳前、腹股沟等浅表部位触及绿豆至黄豆大小的单个、软或稍硬、无压痛的淋巴结，属生理现象。

淋巴结对保护小儿健康有重大作用。淋巴结生成的淋巴细胞有免疫功能，对淋巴管内的细菌起到过滤、清除和吞噬的作用。

局部淋巴结肿大，反映了相应部位组织发生了炎症，如头皮感染可引起枕后淋巴结和耳后淋巴结肿大。

检查淋巴结时要按一定顺序进行才不致发生遗漏，依次为耳前耳后—乳突区—枕骨下区—颌下颏下区—颈部—锁骨上窝—腋窝及滑车上—腹股沟、腘窝等处。

淋巴结肿大的原因如下。

（1）感　染

外耳道炎可使耳前、耳后淋巴结肿大；扁桃体炎、牙龈炎、龋齿可引起颌下淋巴结肿大；下肢炎症可引起腹股沟淋巴结肿大。

局部淋巴结肿大还应考虑淋巴结核，肿大的淋巴结常见于颈、颌下，多呈串珠状。

炎症严重时肿大的淋巴结压痛明显，如果炎症不能控制，感染还可扩展到全身。

EB病毒感染可致颈部出现无痛、非化脓性淋巴结肿大。

（2）血液病及肿瘤

恶性淋巴瘤，包括霍奇金淋巴瘤与非霍奇金淋巴瘤。白血病，包括急性淋巴细胞白血病、急性非淋巴细胞白血病、慢性淋巴细胞白血病、慢性粒细胞白血病、浆细胞白血病等。

（3）反应性增生

包括坏死性增生性淋巴结病、血清病及血清病样反应、幼年特发性关节炎、系统性红斑狼疮、风湿病等。

（4）组织细胞增生及代谢异常

朗格汉斯组织细胞增生症，包括莱特勒－西韦病、韩－薛－柯病、骨嗜酸性肉芽肿。

脂质沉积病，包括尼曼－皮克病、戈谢病。

结节病主要表现为双侧肺门淋巴结肿大，肺浸润以及皮肤、眼睛损害，肉芽肿结节可侵犯全身各器官。

伴疼痛的淋巴结肿大多为急性炎症引起，常有局部红肿热等炎症表现，如非特异性淋巴结炎；无痛性淋巴结肿大常见于 EB 病毒感染、恶性肿瘤转移、淋巴瘤等。

淋巴结肿大病史较长者往往提示为慢性炎症性疾病以及其他慢性病；局部淋巴结进行性肿大应注意肿瘤转移及淋巴瘤，应按淋巴结引流区域寻找原发灶。

十九　川崎病的用药时间？

目前公认的川崎病治疗方法是静脉滴注免疫球蛋白及口服阿司匹林。免疫球蛋白单剂 2g/kg 体重，10~12 小时持续静脉输入。多项调查显示川崎病冠状动脉病变发生率为 20%~25%，最早在发病第 3 天出现，多数于 3~6 个月内消退，第 2~3 周检出率最高。应用免疫球蛋白可使冠状动脉病变概率显著下降，有研究称可下降至 3%~5%。规律口服阿司匹林，停药时间依据冠状动脉病变程度而定。心脏彩色多普勒超声检查判断冠状动脉改变，包括正常、冠状动脉扩张、小型冠状动脉瘤、中型冠状动脉瘤及巨大冠状动脉瘤。冠状动脉无病变时，口服阿司匹林 6~8 周停药。

出现冠状动脉扩张及动脉瘤，不论瘤体大小，口服阿司匹林 6~8
周后，若冠状动脉恢复正常，停药；若持续未恢复，持续口服阿
司匹林等药物。

 ## 川崎病认识误区有哪些？

　　川崎病是一种以全身血管炎为主要病变的自限性疾病。但
是，川崎病急性期心血管表现可以很明显，患者甚至可能猝
死。延误诊断或未使用免疫球蛋白是冠状动脉瘤的高危因素。
川崎病急性期最佳治疗方案为静脉滴注免疫球蛋白与口服阿司
匹林。几乎所有的川崎病患者都能够恢复至健康的基线状态。
指南强调川崎病患儿的学校活动指导，是否上体育课及活动量
根据冠状动脉并发症的严重程度而定。单纯冠状动脉扩张恢复
后 6 周即可参加体育活动，合并冠状动脉瘤的患儿如运动试验
阳性、有心肌缺血症状及接受抗凝治疗者应限制运动；无症状，
运动试验阴性者可参加有氧运动，不建议绝对静坐。

什么是对免疫球蛋白不敏感的川崎病？

大多数患儿用一剂免疫球蛋白后发热及其他症状消退，部分患儿出现对免疫球蛋白不敏感的川崎病，表现为初次注射免疫球蛋白后仍持续发热36小时以上，或者再度发热，至少合并一项川崎病临床表现。其发生率为10%~20%。

川崎病患儿长大后和正常成人一样吗？

川崎病患儿长大后，未合并冠状动脉瘤的患儿，其生活、工作、运动与正常成人无异。但是，不能排除中年期或之后发展为冠状动脉粥样硬化的可能。所有川崎病患儿均需终生注意导致冠状动脉粥样硬化性心脏病的危险因素，如肥胖、高血脂、高血压、糖尿病、吸烟等。对在生育期的女性，强烈建议进行生殖方面的咨询。

川崎病会不会传染？

川崎病流行病学和临床特点都提示该病与感染相关。主要表现有发热、皮疹、肢端红肿、双眼球结膜充血、口腔炎等；本病具有明显自限性，复发率低；川崎病有一定的季节相关性（日本、美国多于冬春发病，中国多于春夏发病）；实验室检查所示炎性标志物——白细胞、C反应蛋白、红细胞沉降率——升高，均类似急性感染的发病过程。大量研究表明在急性期存在明显的系统性免疫激活。急性期外周血$CD14^+$单核/巨噬细胞活化，$CD4^+T$细胞计数增加，$CD4^+T$细胞表面CD40配体表达增高，CD8减少，CD4/CD8比值增加。多种研究推测川崎病的发病机制可能是机体抗原呈递细胞与一种或多种微生物结合激活T淋巴细胞，通过单一抗原或超抗原机制，产生大量细胞因子、化学因子、细胞黏附因子等。川崎病被认为存在遗传易感性，亚裔人群发病率明显高于白人，尤以韩国、日本为高。川崎病不会由一个孩子传染另一个孩子，故川崎病不是传染病，它不会传染。

二十四 几代人都没有川崎病，为什么孩子会得川崎病？

川崎病病因迄今未明。目前各种学说提出川崎病与免疫、感染有关，与遗传有关，存在触发因素（感染）时会导致川崎病。总的观点趋向于川崎病是由多种病原体通过呼吸道、消化道或其他途径进入遗传易感性个体，或是作为诱发因素，或是直接损害，或者是通过超抗原引起的机体免疫紊乱，造成的系统性血管炎综合征。

二十五 阿司匹林的作用是什么？
阿司匹林要服用多长时间？

阿司匹林通过抑制血小板环氧化酶的活性，减少前列腺素和血栓素的形成而减轻炎症反应，抑制血小板凝集及血栓形成。川崎病患儿无冠状动脉病变时，口服阿司匹林 6~8 周即可停药；存在冠状动脉扩张时，口服阿司匹林至少 6~8 周且冠状动脉恢复到正常；若持续出现冠状动脉扩张及冠状动脉瘤，不论瘤体大小，只要未恢复正常，就应该持续口服阿司匹林。

二十六　川崎病有哪些后遗症？

川崎病病变可累及心、肺、脑、肾及胃肠道等全身各系统器官中的中小动脉，并发多种后遗症。近期后遗症包括肝肾损害、胆囊炎、关节疼痛、面神经麻痹、耳聋、颈椎病变、脑炎、脑梗死。远期后遗症包括冠状动脉扩张、狭窄、动脉瘤、血栓形成、心肌梗死。冠状动脉瘤和冠状动脉狭窄最为严重，可导致缺血性心肌病、心肌梗死，严重者会引起猝死。

二十七　如何早期发现冠状动脉狭窄？

冠状动脉瘤并发冠状动脉狭窄多于发病后 4~7 周出现。冠状动脉狭窄主要发生在右冠状动脉，其次为左冠状动脉左前降支、左回旋支。川崎病患儿出现胸痛、背痛等表现，提示可能出现冠状动脉狭窄。完善心电图、心脏超声、凝血功能等检查进一步诊治。

冠状动脉血栓形成的早期治疗是什么？

心肌梗死是川崎病冠状动脉病变患者死亡的首要原因。对于并发心肌梗死及血栓形成的患儿，12小时内进行急性溶栓治疗，所用药物包括重组组织型纤维蛋白溶酶原、肝素、尿激酶、链激酶等。以上药物快速溶解纤维蛋白，效果较好，无不良反应。应用时监测出凝血及血常规，以免发生出血危险。

冠状动脉血栓形成后如何处理？

冠状动脉血栓形成而口服药物效果不佳或不能耐受药物时，

可采用支架植入术、血管旋磨术、冠状动脉旁路移植术等进行处理。支架植入术要求血管通路比较大。血管旋磨术采用高速旋转的带钻石旋磨头研磨和切削硬化斑块组织，将其销蚀成极细小的颗粒随血流冲刷至血管远端，适用于严重钙化及狭窄的冠状动脉病变患儿。对于严重左心功能不全，内科治疗无效，冠状动脉主干闭塞，多支高度闭塞及长期狭窄时，考虑冠状动脉旁路移植术。作为移植血管的内乳动脉和隐静脉，前者的直径与长度随着儿童身体的生长而增加，而后者随着时间的延长则有缩短的倾向。

第 7 章

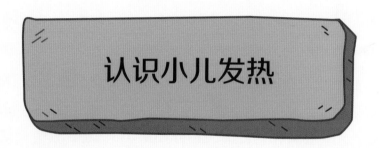

认识小儿发热

既然川崎病发热 5 天有可能导致孩子发生心脏病，那么就很有必要好好了解一下"发热"，作为儿科医生，最常遇到家长询问的问题就是：

孩子一直高热不退该怎么办？

一直发热会不会烧坏孩子的脑袋？

要想弄清这两个问题，家长们有必要了解什么是发热以及发热相关知识。

第一节
发热相关基本知识问答

一、人为什么会发热？

健康人的体温能保持相对恒定，当一些外来或内在的物质作用于体温调节中枢，破坏产热与散热之间的动态平衡，机体就表现为发热，我们将这些能引起发热的物质统称为致热源。体温调节中枢自身功能紊乱也可引起发热。

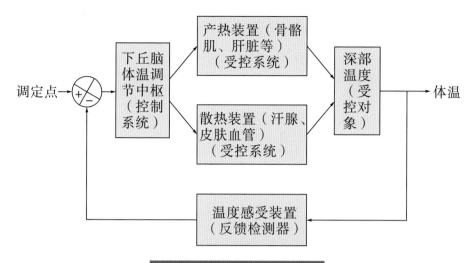

体温调节示意图

二、什么是发热?

发热是指体温超过正常范围高限。

正常小儿腋表体温 36℃~37℃,腋表体温如超过 37.4℃可认为是发热。

在大多数情况下,发热是身体对抗入侵病原的一种保护性反应,是人体正在发动免疫系统抵抗感染的一个重要过程。体温的升高程度与疾病的严重程度不一定成正比,但发热过高或长期发热可影响机体各种调节功能,从而影响小儿的身体健康。因此,对确认发热的患儿,应积极查明病因、针对病因进行治疗。

家长需知

1.小儿的正常体温可以因性别、年龄、昼夜及季节变化、饮食、哭闹、气温以及衣被的厚薄等因素影响有一定范围的波动。

2. 在宝宝体温升高时，要注意观察宝宝的面色、四肢末梢颜色、皮肤温度及精神状态，因为发热也可能是宝宝病情严重的早期表现，尤其是神经萎靡、嗜睡、面色苍白等中毒症状较重的宝宝。因此家长要密切观察孩子有无其他表现（如皮疹、抽搐、呕吐等）及其变化，最好拍照保存下来，以备医生后续的诊治。

3. 体温在38℃、神情呆滞的孩子与体温在40℃但仍然顽皮的孩子相比，前者更值得关注；而机体抵抗力低的孩子，虽然患了严重的疾病，也很可能不发热。

三、怎样界定发热程度？

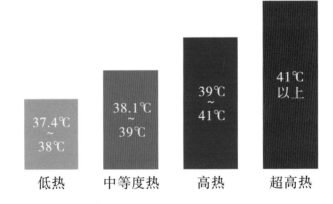

低热　　中等度热　　高热　　超高热

四、发热分几期？

（1）**发冷期**：起初发热时，孩子会觉得全身畏寒、四肢发冷，可表现为寒战，这是因为体温定位点升高需要机体增加产热。

（2）**发热期**：当体温达到新的定位点之后，孩子身体回暖，开始觉得发热、头疼。

（3）退热期：使用退热药之后或是经过一段时间，由于体温定位点下降，孩子身体温暖、流汗退热。

五、引起孩子发热的原因有哪些？

发热的原因众多，大致可分为以下几类。

（1）感染性发热：感染性发热是指各种病原体（如细菌、真菌、病毒、肺炎支原体、立克次体、螺旋体、寄生虫等）感染引起的发热。

感染性发热根据病程长短可分为急性感染性发热和慢性感染性发热。

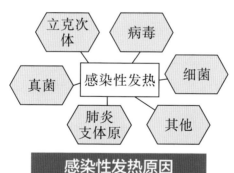

感染性发热原因

（2）非感染性发热：非感染性发热是相对于感染性发热而言的，其特点是病史较长。非染性发热可见于结缔组织病、药物热、中暑、脑出血、甲状腺功能亢进、重度失水或自主神经功能紊乱等。

（3）未名热：有少数急性发热自始至终不能查明病因，所以称为"未名热"。"未名热"多见于青少年，好发于夏秋两季，

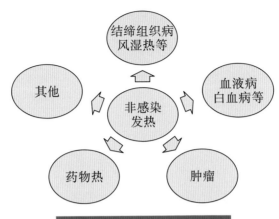

非感染性发热原因

病程一般在 1 周左右，预后良好。

　　（4）积食也可引起宝宝发热：由于喂养不当、暴饮暴食、过多喂给生冷油腻食物，进而损害脾胃，使脾胃运化功能失衡，从而引起食物积滞、出现呕吐或腹泻的一种病症。

　　宝宝积食可表现为面色萎黄、困倦无力、食欲不佳、腹痛且按压后缓解、烦躁易哭闹、夜眠不安、呕吐乳块或酸馊食物、大便酸臭且较稀、舌苔较厚。

六、发热对孩子究竟有什么影响？

　　发热是婴幼儿时期一些常见病最先表现出来的症状。发热对机体的影响是双方面的：一方面，一定程度的发热是机体抵抗疾病的防御反应，可以增强机体对疾病的抵抗力；另一方面体温如果过高又会使机体的各种调节功能发生紊乱。有抽风惊厥史的孩子会诱发抽风。

　　当身体受到病原感染而出现炎症时，首先会由发热发出

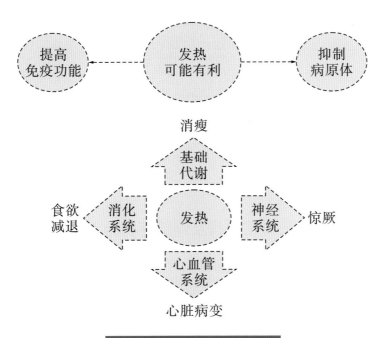

发热的影响示意图

警讯，这是正常的免疫反应，可以帮助白细胞抵抗入侵体内的病原。

七、发热会烧坏孩子的大脑吗？

其实，发热不但不会影响大脑功能，反而还对人体具有一定保护作用。首先，体温上升会对体内病原造成不利生长的环境，此外，发热还会引起人体自身免疫反应和激素分泌来对抗病原感染，从而增强了人体免疫功能。

所以，如果体温未超过38.5℃也无面色苍白、精神萎靡、嗜睡、发抖等特殊不适时，并不需要积极退热。除非有抽风惊厥史，或者是脑炎、脑膜炎等特殊疾病引起发热，应该紧急就医诊疗处理。

第二节
孩子发热了，怎样判断是感冒还是川崎病？

引起发热的各系统常见疾病及伴随症状

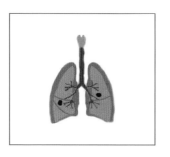

呼吸系统 支气管炎、肺炎
→咳嗽、呼吸急促

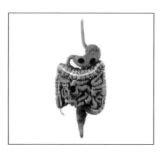

消化系统 急性肠胃炎、急
性阑尾炎→呕吐、腹泻、腹痛

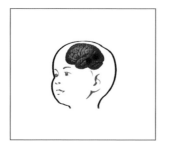

神经系统 脑炎、脑膜炎、
脑脓肿→嗜睡、呕吐、意识不清、
头痛、抽搐

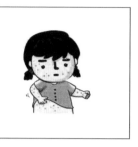

传染病 麻疹、水痘、手足口病→皮疹、淋巴结肿大等

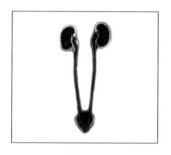

泌尿系统 急性肾小球肾炎、肾盂肾炎、泌尿系感染→眼睑、颜面等部位水肿,尿频、尿急、尿痛、血尿

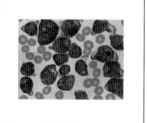

血液系统 白血病、再生障碍性贫血→关节肿痛、皮肤紫癜及出血点等

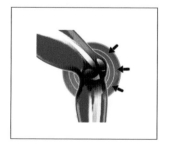

风湿免疫系统 风湿热、类风湿→发热、关节痛等

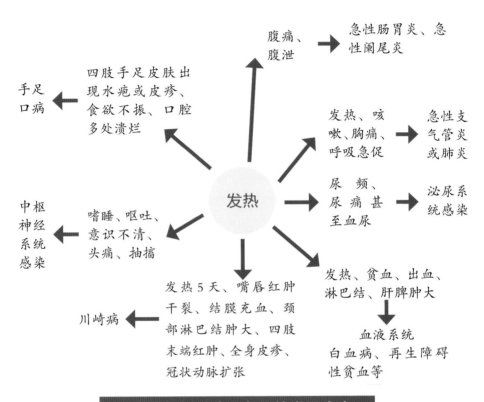

发热与川崎病及各系统常见疾病

在以上常见的引起儿童发热的疾病中，只有川崎病会造成儿童心脏冠状动脉扩张，导致后天性心脏病的发生。因此，提醒每一位家长，心中一定要有川崎病，才能在孩子发热超过 5 天时想到川崎病，从而做到早发现、早诊断、早治疗。任何一个疏忽都可能会让孩子错失黄金治疗时机、进而影响预后。

注意：川崎病重要特征：发热超过 5 天。

第三节
孩子发热怎么办？

发热超过 5 天要怀疑川崎病，那么孩子刚刚发热的前几天，在家里，家长应该做些什么呢？

一、怎样准确测量体温？

常用测量体温有以下几种方法：

1. 耳温（耳温枪）

固定宝宝，将宝宝的耳朵轻轻往下、往后略倾斜，把耳温枪探测头插入宝宝耳道里面，轻按测温按钮，取出耳温枪观看结果。

耳温枪测得温度 = 宝宝当时体温。

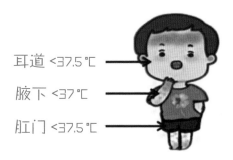

耳道 <37.5℃

腋下 <37℃

肛门 <37.5℃

2. 腋温（温度计）

固定宝宝，把宝宝的手轻举，将温度计放到腋下中心点，手放下压住并夹紧 3~5 分钟，取出温度计观看结果。

腋温所测温度 + 0.5℃ = 宝宝当时体温。

3. 背温（温度计）

让宝宝平躺，将温度计放在宝宝衣服内背后，避开中间脊椎和两侧肩胛骨的地方（量其棕色脂肪的温度），压住 5~10 分钟，取出温度计观看结果。

背温所测温度 +0.5℃ = 宝宝当时体温。

4. 肛温（肛温温度计）

将涂有凡士林的肛温温度计插入宝宝肛门（约 1~2cm），压住让宝宝保持 1~2 分钟，取出肛温温度计观看结果。

肛温所测温度 = 宝宝当时体温。

二、家庭处理小儿发热方法

1. 多补充水分和维生素 C

多吃水果、蔬菜、汤汁，但注意一次不要吃得太多；发热时饮食应以清淡、易消化为原则。

2. 适时降温

小儿发热时，要勤测体温，可用下列方法进行降温。

（1）物理降温。3 个月以内婴儿建议仅用物理降温法。

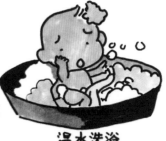
温水洗浴

①温水擦四肢及背部。妈妈可以用温水，以擦拭或淋浴的方式为宝宝降体温。但切勿使用酒精擦拭宝宝身体退热，因酒精散热过快，宝宝会发抖甚至抽搐，可能导致低温以及酒精中毒。

②睡冰枕或额头部放置凉毛巾。宝宝发热需要多休息，可以准备儿童专用的冰枕，在包裹毛巾之后给宝宝当枕头睡。除了阅读使用说明，还要知道冰枕不要直接接触到宝宝的颈部以下，以及观察使用中是否有嗜睡、昏睡的情况发生。必须注意，3 个月以下的婴儿不能使用冰枕，只能使用水枕。还可以用凉毛巾拧干放于宝宝前额部。

③退热贴。若是轻微的发热或已服用医生开具的退热药、在二次用药之间仍想退热亦可使用市售退热贴等，但使用之前最好先询问医生。退热贴通过皮肤吸收，确实可达些许退热效果，但因受使用面积限制，建议为辅助使用。

（2）药物降温

①若孩子体温 $\geq$ 38.5℃，可以口服退热药物，如对乙酰氨基酚、布洛芬、小儿氨酚磺那敏等，具体剂量参照各种药物的参考剂量。

②在使用降温退热药物时，不可过频，以免引起低体温或其他不良反应，一般在 24 小时内退热药物的应用不超过 4 次。

③严重持续高热，建议对乙酰氨基酚和布洛芬交替使用（至少间隔 4 小时以上），具体用法用量可咨询专业医生。

④使用退热药物后一定要给孩子多多补充水分，并及时换洗内衣。

3. 密切观察

（1）家长应仔细观察孩子病情，如果孩子出现了抽风、异常哭闹、呼吸加快、发热持续不退、拒绝饮食、精神差、出皮疹等任何一种异常表现时，应立即带孩子去医院就诊。

（2）可将体温变化记录于下表中。

儿童体温观察记录表

月　　　日			第 1 天	
时　　　分	体温　　℃	时　　　分	体温　　℃	
饮食及精神状况				
月　　　日			第 2 天	
时　　　分	体温　　℃	时　　　分	体温　　℃	
饮食及精神状况				
月　　　日			第 3 天	
时　　　分	体温　　℃	时　　　分	体温　　℃	
饮食及精神状况				
* 发热 ≥ 38℃ + 连续 3 天 → 到医院进一步检查				
月　　　日			第 4 天	
时　　　分	体温　　℃	时　　　分	体温　　℃	
饮食及精神状况				
月　　　日			第 5 天	
时　　　分	体温　　℃	时　　　分	体温　　℃	
饮食及精神状况				
** 发热 ≥ 38℃ + 连续 5 天 → 小心！可能是川崎病！！				

三、小儿发热就医指导流程

就诊患儿及陪同人员

⬇

为了避免就诊时影响检查结果，孩子早上尽量空腹，勿食早饭和喝水

⬇

血常规、CRP、心电图、胸部 X 线等检查

⬇

医生判断是否需住院治疗；若疑似传染性疾病，转至定点医院

四、如何预防小儿发热

（1）注意休息。

（2）远离疾病高发环境。冬春季是各种传染病的高发季节，不要带孩子出入不必要的公共场所及人多的地方。

（3）确保室内空气新鲜。保持室内的空气流通，每天开窗2~3次；厨房内的油烟和室内的香烟烟雾都很容易让孩子的抵抗力下降，染上疾病，因此要尽量避免。

（4）定期按时打预防针。如果孩子平时体质弱，流感疫苗等也要考虑给予接种。

（5）坚持母乳喂养。母乳喂养好处多，多晒太阳，对增强呼吸系统黏膜抵抗疾病能力有很大好处。

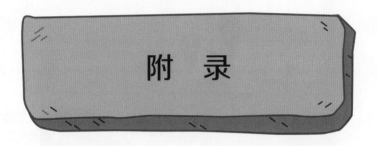

附　录

一、中国川崎病网站

网址：www.chinakd.org，是我国唯一的川崎病网站，图文并茂，有中英文标题及问题解答网页。

二、影像资料

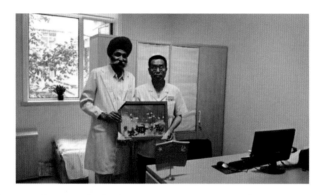

印度著名川崎病研究专家 Surjit Singh 教授在陕西省人民医院

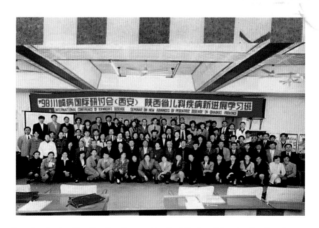

1998 年川崎富作先生来西安主持指导川崎病国际研讨会

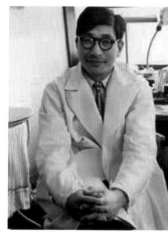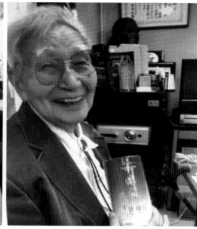

川崎富作先生

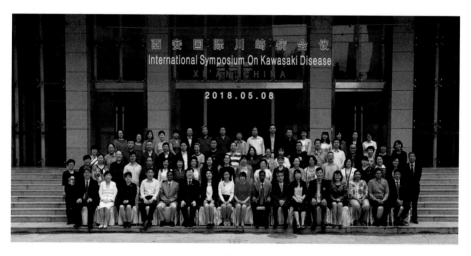

西安国际川崎病会议合影